BRIDES

(SAVOIE)

ET

SES EAUX THERMALES PURGATIVES

PAR

Le Docteur L. DESPREZ

EX-INTERNE DES HÔPITAUX CIVILS DE LYON

MEMBRE DE LA SOCIÉTÉ DE MÉDECINE ET DE CLIMATOLOGIE DE NICE,

DE LA SOCIÉTÉ DES LETTRES, SCIENCES ET ARTS DES ALPES-MARITIMES, ETC.

MÉDECIN CONSULTANT A BRIDES ET A SALINS

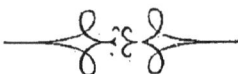

PARIS

V. ADRIEN DELAHAYE ET Cie, LIBRAIRES-ÉDITEURS

Place de l'École de Médecine.

1880.

Nice. Typographie, Lithographie S. CAUVIN-EMPEREUR, rue de la Préfecture, 6.

BRIDES

(SAVOIE)

ET

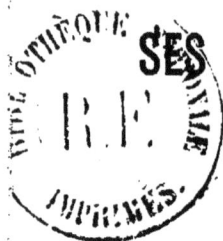

SES EAUX THERMALES PURGATIVES

PAR

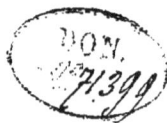

Le Docteur L. DESPREZ

EX-INTERNE DES HÔPITAUX CIVILS DE LYON

MEMBRE DE LA SOCIÉTÉ DE MÉDECINE ET DE CLIMATOLOGIE DE NICE,

DE LA SOCIÉTÉ DES LETTRES, SCIENCES ET ARTS DES ALPES-MARITIMES, ETC.

MÉDECIN CONSULTANT A BRIDES ET A SALINS

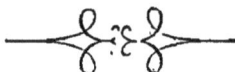

PARIS

V. ADRIEN DELAHAYE ET Cie, LIBRAIRES-ÉDITEURS

Place de l'École de Médecine.

—

1880.

Nice. — Typographie, Lithographie et Librairie S. CAUVIN-EMPEREUR,
Place de la Préfecture, 1, et rue de la Préfecture, 6.

RÉSUMÉ ANALYTIQUE

Ainsi que nous l'avons fait pour notre brochure sur Salins (1), dans l'intention d'être utile et agréable à nos confrères, nous allons donner, au début de ce travail, un tableau qui le résume le plus succinctement possible et qui permette d'en embrasser, d'un coup d'œil, les parties les plus importantes et les plus pratiques. Grâce à lui, ils pourront retrouver en un instant un détail oublié, et économiser ainsi le temps du praticien qui est toujours si précieux.

Les eaux de Brides sont salines, sulfatées sodiques, calciques, magnésiennes et ferrugineuses.

Elles sont thermales, leur température est de + 35°, c'est-à-dire la plus favorable pour leur administration.

Elles sont gazeuses, ce qui augmente leur digestibilité. Elles excitent toutes les grandes sécrétions de l'économie ; mais ce sont avant tout des eaux purgatives et essentiellement toniques, et dans cette catégorie elles sont parmi les moins désagréables à boire.

Le voisinage de Salins, qui a des eaux thermales chlorurées-sodiques fortes, ferrugineuses, gazeuses, permet dans beaucoup de cas de combiner les deux traitements, ce qui est une immense ressource.

(1) Salins (Savoie) et ses eaux thermales. Paris 1879.

L'eau très-froide d'un torrent permet de mêler des exercices hydrothérapiques au traitement minéral.

Voici le tableau des affections que nous soignons avec le plus de succès à Brides :

Affections des
voies digestives.
DYSPEPSIES, surtout les formes atoniques, pituiteuses et flatulentes : Vertige stomacal — CATARRHE GASTRO-INTESTINAL — Diarrhée — Dyssenterie — CONSTIPATION — Parasytes intestinaux — Lombrics, Oxyures — Tænia, Bothriocéphale.

Maladies
du foie.
MALADIES CHRONIQUES DU FOIE : Engorgement et hyperhémie, hépatite des pays chauds, indian Liver, — LITHIASE BILIAIRE, coliques hépatiques, gravelle et boue hépatiques

PLÉTHORE ABDOMINALE — Dyscrasie veineuse — Hémorrhoïdes.

Affections
des voies
respiratoires.
Catarrhe pulmonaire — Bronchite chronique — DYSPNÉE.

Maladies
cœur et de la
circulation.
Hypertrophie et dilatation du cœur — Endocardite chronique — SURCHARGE GRAISSEUSE — Varices.

Affections des
centres nerveux.
Névroses.
Congestions et hyperhémies encéphaliques et méningiennes — Affections chroniques de la moëlle et de ses enveloppes — Hémiplégie — Paraplégie — Parésie.

MIGRAINE — hypochondrie — hystérie — Chorée.

Affections des
voies urinaires.
Néphrite chronique — Gravelle — Catarrhe de la vessie.

Affections utérines. Aménorrhée, Dysménorrhée, Leucorrhée — MéTRITE CHRONIQUE — Engorgement — Ulcérations — Catarrhe utérin ou vaginal — Tumeurs fibreuses — Tumeurs ovariennes — Engorgements péri-utérins.

Affections générales. OBÉSITÉ — DIABÈTE — Albuminurie — GOUTTE — Rhumatisme — Arthritis — Maladies de la peau — Fièvres intermittentes — INTOXICATION MIASMATIQUE DES PAYS CHAUDS AVEC HÉPATITE ET DYSSENTERIE — Engorgements de la rate.

I.

Quoique n'ayant pas encore atteint la notoriété à laquelle elles ont droit, mais vers laquelle elles font chaque année un pas considérable, les Eaux de Brides ne sont pas de nouvelles venues; elles remontent à une haute antiquité et possèdent leurs titres de noblesse. Un manuscrit latin retrouvé dans la contrée indique en effet, qu'une colonie Romaine y avait déjà recours au 3me siècle; mais leur usage n'a pas pû être continué sans interruption depuis ce moment jusqu'à nos jours; elles ont eu en effet à subir bien des péripéties; des accidents géologiques divers, éboulements et inondations sont venus à plusieurs reprises changer complètement l'aspect de la vallée et faire tour à tour disparaître et retrouver la source bienfaisante.

L'histoire de ces convulsions, dont les résultats ont été souvent si terribles pour la contrée, et qui ont fait disparaître des villes entières, n'est encore qu'imparfaitement connue, mais nous espérons que bientôt l'ouvrage de Mr Guigues, que nous avons déjà annoncé dans un autre travail, nous donnera sur elle des indications nouvelles qui ne pourront manquer d'intéresser non-seulement tous ceux que la reconnaissance attache à nos stations, mais encore tous ceux qui aiment à étudier les choses de la nature.

Pour le moment contentons-nous de dire que depuis ce document du 3me siècle, nous ne retrouvons aucune mention de nos eaux jusqu'en 1685, époque à laquelle un Père Bernard, religieux de St François et Custode de Savoye, écrit à son évêque, sur les Eaux-des-Bains, nom qu'elles portaient alors, une lettre curieuse à plusieurs titres; lettre dans laquelle il signale des alternatives d'ensablement et de dégagement de la source, il indique les usages qu'on en fait, et signale même en partie les maladies pour lesquelles on les emploie, et les effets merveilleux qu'on en retire. Depuis cette époque, elles ont été reperdues, et c'est en 1818 seulement qu'une inondation creusant dans la vallée un lit plus profond au torrent qui la parcourt, les mit au jour pour la dernière fois, et que, grâce à l'initiative du Dr Hybord, on a recommencé à en faire un usage. qui depuis n'a plus été interrompu.

Pendant longtemps cependant leur réputation ne s'étendit pas bien loin, l'installation était primitive, les logements peu nombreux, les communications difficiles, et la publicité ne se faisait guère que par les baigneurs eux-mêmes. Ce n'est donc que depuis ces dernières années que le pays a commencé une transformation sérieuse, à laquelle nous avons assisté, et quoiqu'il y ait encore beaucoup à faire, le progrès est immense. De bons hôtels se sont élevés, d'autres sont en préparation ; la voie ferrée vient maintenant jusqu'à Albertville, supprimant la moitié désagréable du trajet en voiture, et permettant pour la seconde l'établissement de services plus rapides et plus confortables. Sous ces influences, les ressources du pays, en tous genres, se sont accrues, et celui-ci a pris un aspect plus riant et plus civilisé ; aussi chaque année notre station prend-elle une extension remarquable, les baigneurs viennent de plus en plus nombreux, malgré le peu de publicité faite jusqu'à présent, et la plupart, émerveillés de l'efficacité de nos deux sources, de la beauté du site, de la pureté de l'air, de l'excellence en un mot de toutes les conditions, s'étonnent que nos eaux ne soient pas plus connues et plus fréquentées encore; plusieurs nous ont sollicité de faire notre possible pour leur donner plus de notoriété, et c'est un peu à leur instigation, que nous écrivons aujourd'hui cette notice.

Dans ce travail, après avoir jeté un coup d'œil sur le pays, nous étudierons l'eau minérale elle-même, sa nature, ses effets physiologiques et les maladies auxquelles elle s'adresse; à ce propos nous ferons remarquer l'énorme importance qu'a pour les baigneurs la proximité de la source de Salins, qui permettant de faire des cures parallèles, élargit singulièrement notre champ d'action, et multiplie infiniment nos ressources, ainsi que je l'ai déjà fait remarquer autre part (1); puis nous donnerons des indications complémentaires sur quelques points d'hygiène relatifs à la cure.

C'est donc une étude d'ensemble que nous allons faire, aussi ne pourrons-nous pas entrer dans de grands détails, et étudier chaque point aussi minutieusement que nous l'eussions désiré, nous réservant de le faire ultérieurement, dans des aperçus cliniques, qui nous permettront de passer en revue successivement et séparément les principaux groupes des maladies qui forment notre clientèle, et nous pourrons alors, avec plus de précision, et avec observations à l'appui, montrer tout ce que nos eaux sont susceptibles de produire.

II.

Brides est un charmant petit village de la Tarentaise, très-blanc et très-coquet, situé au milieu de la verdure, à 5 kilomètres de Moutiers, sous-préfecture de la Savoie et à 4 kilomètres de Salins sa station-sœur.

Pour y arriver, on prend le chemin de fer de Paris à la Méditerranée, section du Mont-Cenis, jusqu'à Albertville, de là des voitures mènent à destination par une vallée charmante, parsemée de sites pittoresques et d'aspects variés. Dans peu de temps la locomotive ira même jusqu'à Moutiers, le voyage pourra alors y ga-

(1) Salins (Savoie) et ses Eaux thermales. Chez Adrien Delahaye, 1879.

gner comme rapidité, mais les vrais touristes regrette-
ront peut-être le mode actuel.

Notre hydropole est située à 570 mètres au-dessus du
niveau de la mer, au confluent de deux torrents impé-
tueux et mugissants, et à l'entrée d'une vallée ravissante,
parsemée de villages à moitié cachés dans les arbres, et
terminée par un massif de glaciers majestueux. L'air y
est pur et vivifiant, la température estivale moyenne,
et la brise des montagnes vient tempérer agréablement
la chaleur du jour.

Toutes les années elle s'accroît dans des proportions
remarquables, et ce sera bientôt l'un des rendez-vous
préférés de cette société élégante, qui chaque été va chercher dans un site riant, la santé en même temps que la
fraîcheur, le bien-être et la distraction; Brides, en effet,
peut et surtout pourra fournir tout cela quand il sera un
peu plus développé. Outre ses eaux admirables, dont nous
allons nous occuper longuement, et constater les excellents effets dans un grand nombre de maladies, outre
sa magnifique position et son air si pur, il offre dans ses
environs des sites alpestres de toute beauté, et pouvant
donner lieu à des courses de toutes dimensions, depuis
la petite promenade jusqu'à la grande excursion. Du reste,
sans parler des nombreuses études que font avec em-
pressement tous ceux de nos baigneurs qui savent ma-
nier un crayon, un pinceau ou même un appareil pho-
tographique, nous dirons que les clubistes Alpins commencent à fréquenter nos montagnes et que certaines de
nos courses telles que les ascensions du Jovet et de la
grande Casse, la traversée du glacier de la Vanoise,
celle de différents de nos cols.... commencent à devenir
classiques.

Si les amateurs de la belle nature trouvent ample-
ment de quoi satisfaire leurs goûts, les savants ne seront
pas moins bien partagés: le géologue rencontrera dans

nos montagnes, outre les traces des cataclysmes qui ont bouleversé à plusieurs reprises la contrée, outre des couches de terrain très-variées et intéressantes à déterminer, des gisements de différente nature: minerais divers, marbre, gypse, anthracite...Certains même de ces gisements, et notamment à Petit-cœur et à St Michel, contiennent des végétaux fossiles remarquables ; dans quelques endroits des affaissements de terrain pourront aussi fixer leur attention.

Le botaniste fera ample moisson de plantes alpestres, il pourra même rencontrer certaines espèces locales qui sont assez rares.

Enfin l'archéologue visitera avec plaisir les ruines de quelques vieux châteaux et surtout les remarquables antiquités d'Aime, ville importante autrefois, et qu'un éboulement a détruite en partie.

Les sources sont situées sur la rive gauche du Doron, qu'elles traversent souterrainement selon toutes les probabilités et leur point d'émergence est très-près des bords de ce torrent. C'est là que sont les buvettes et les piscines, le reste de l'établissement qui contient les baignoires, les douches descendantes et ascendantes de toute nature, les étuves, le système hydrothérapique.... est situé à 200 mètres environ plus bas, au siége de l'administration; mais cette organisation est très-défectueuse et nous espérons bien que la société, quelle qu'elle soit, qui va acquérir la propriété de nos eaux, comprendra que sa première préoccupation devra être de construire immédiatement, au siége même de la source, un établissement complet, avec toutes les dépendances nécessaires, aménagé convenablement et confortablement, et pourvu de tous les appareils que comporte l'hydrologie moderne.

III.

L'eau minérale émerge, par une assez grande quantité de filets ou griffons, d'un chiste quartzeux magnésien très-dur, sur la rive gauche du Doron, ainsi que nous venons de le dire, et après avoir certainement traversé ce torrent, au moyen d'un canal souterrain; j'ai déjà dit en effet, dans mon travail sur Salins, qu'elle devait provenir d'une large nappe qui fournit plus bas deux autres sources très-importantes, celle de Salins et une autre intermédiaire, dite source Marchetti, qui n'est pas encore utilisée, mais qui le sera bientôt j'espère et nous rendra de grands services. Ces trois sources en effet ont, ainsi que je le faisais alors remarquer, des analogies telles qu'il n'est pas possible qu'elles aient des origines différentes.

L'eau de Brides est parfaitement limpide, et laisse dégager de nombreuses bulles d'acide carbonique; dans les conduits et dans les vasques de la buvette, elle laisse un dépôt ocreux très-marqué; quand elle est exposée pendant un certain temps à l'air libre, dans les piscines par exemple, il se forme à sa surface des pellicules irisées, que Socquet a démontré être du Sous-Carbonate de fer uni à du Sous-Carbonate calcaire.

Sa température fixe est de + 35° centigrades et elle marque 1 ¼ à l'aréomètre de Baumé. Son odeur est presque nulle, cependant certains jours d'orage, on perçoit, à la buvette et dans les piscines, une légère odeur d'hydrogène sulfuré. — Son goût est plutôt fade, surtout à cause de sa température, mais après l'avoir bue, on trouve très-manifestement un arrière goût styptique dû à la présence du fer, et un peu d'amertume produite par les sels terreux. — Malgré cela elle n'est pas désagréable à boire, et le premier moment d'hésitation, que cause toujours l'inconnu, passé, on s'y habitue très-bien, les enfants eux-mêmes la boivent facilement, et elle est d'une légèreté et d'une digestibilité remarquables.

Plusieurs analyses chimiques ont déjà été faites, voici les résultats de la dernière, qui est relativement récente et a été exécutée au laboratoire de l'école des mines de Paris.

Eau minérale saline, sulfatée calcique, sodique, magnésienne de Brides

Résidu fixe par litre................	5,7200
	Gr. C.
Acide carbonique libre..................	0,0837
Bicarbonate de chaux	0,4380
— de protoxyde de fer	0,0112
Chlorure de magnésium..................	0,3071
— de sodium...............	1,3601
— de potassium..................	0,0670
— de lithium	traces
Sulfate de soude	1,6113
— de chaux......................	1,8200
— de magnésie..................	0,1941
Matières organiques.................:......	0,0145
Iode, arsenic.........................	0,0000
Total par litre......................	5,9070

C'est la première fois qu'on y a signalé la lithine, chose très-importante, surtout au point de vue de la goutte qui, comme nous le verrons plus loin, est une des maladies les plus heureusement influencées par nos eaux, sa présence n'avait été encore que soupçonnée ; d'un autre côté, dans cette analyse on n'a trouvé aucune trace d'iode, d'arsenic, ni de phosphate, tandis que les précédentes en indiquaient. Une nouvelle analyse serait à désirer, j'espérais que nous pourrions en obtenir une du Laboratoire de la faculté de médecine de Paris, nous n'avons pas encore pû y arriver.

Quoiqu'il en soit, les eaux de Brides sont comme on le voit richement minéralisées, elles contiennent par litre près de 6 gr. de substances extractives, et celles qui y dominent sont: les sulfates de soude, de chaux et de magnésie, le chlorure de sodium et le fer, ce sont là leurs éléments principaux, leurs caractéristiques. L'acide carbonique les rend plus légères et plus digestibles, leur température qui se rapproche de celle du sang, facilite leur absorption, selon l'observation de M. Durand-Fardel ; enfin la lithine et peut-être d'autres substances, sur l'existence desquelles on n'est pas d'accord, viennent-elles accentuer encore leur action; mais n'acceptons que les données certaines et non contestées et voyons ce qu'on peut en attendre.

Nous ne nous attarderons pas à étudier spécialement et longuement le mode d'action de chacune de ces substances, cette étude a été faite bien souvent, et ce qui nous intéresse le plus c'est la résultante de toutes ces actions, c'est-à-dire l'effet physiologique de notre eau elle-même; nous dirons donc seulement que les sulfates de soude et de magnésie agissent en stimulant les sécrétions générales, celles de l'intestin et des reins en particulier, et en favorisant l'oxygénation des globules sanguins; comme toniques par conséquent. Le chlorure de sodium produit des effets identiques, seulement, de plus, il stimule singulièrement les fonctions digestives, et son action sur la régénération sanguine est plus marquée et plus complexe (1). Le sulfate de chaux doit partager l'action des sels précédents, mais la rapidité avec laquelle il passe dans les urines, selon les observations faites à Contréxeville et à Aulus (2) où ce sel joue aussi un grand rôle,

(1) Non-seulement, c'est le principal des sels du serum du sang, mais c'est lui qui fournit son chlore, au chlorure de potasse des globules du sang et de la fibre musculaire, et à l'acide chlorydrique, du suc gastrique, aux sels biliaires.....

(2) Les Eaux d'Aulus et leurs effets physiologiques. Dr Alriq.

indique une spécialité d'action sur les voies urinaires,et explique ainsi des effets, sur lesquels nous reviendrons plus loin. Je ne dirai rien du fer dont chacun connaît l'action tonique et réparatrice. Enfin la lithine a, relativement à l'acide urique et à l'urate de soude, une action dissolvante tellement marquée, que Garrod en a fait le fond du traitement de la goutte chronique. Nous ne dirons rien de l'iode, ni de l'arsenic, puisqu'il n'est pas encore avéré que nos eaux en contiennent ; du reste leur action est tellement connue maintenant, qu'il suffirait de signaler leur présence.

Voilà en quelques mots l'action de chacun des principes minéralisateurs, pris isolément, voyons maintenant ce que produisent leurs combinaisons, par conséquent étudions notre eau minérale elle-même.

IV.

Prise en boisson, l'eau de Brides produit des effets bien différents, suivant la dose ingérée et la disposition du buveur, disposition qui varie elle-même, soit avec son idiosyncrasie native, soit avec l'état morbide sous la dépendance duquel il se trouve. Mais toutes choses égales d'ailleurs, prise à la faible dose de une à trois et même quatre verrées par jour, assez espacées les unes des autres, elle est eupeptique, comme le disait Gubler, elle est en effet apéritive et légèrement sialagogue, elle exerce une douce stimulation sur les fonctions digestives et imprime une activité marquée aux grandes fonctions de l'économie. C'est à cette dose que, combinée avec les bains de Salins, elle fait merveille dans la chlorose, l'anémie et pas mal des maladies qui ont l'habitude de produire cette affection. C'est qu'alors les principes minéralisateurs ne conservent de leur action évacuante, que juste la quantité nécessaire pour produire une douce excitation des fonctions nutritives, et tout le reste est employé à favoriser l'oxygénation sanguine et la régénération de l'économie ; elle rentre alors dans cette catégorie d'eau, que Gubler avait l'habitude d'appeler « une vraie lymphe minérale », et dont il disait avec tant de raison : « certaines eaux minérales sont plus puissantes pour restaurer l'organisme, que le quinquina et le fer lui-même (1).

A plus forte dose, c'est l'action sur les sécrétions qui va entrer en jeu, et c'est alors que l'idiosyncrasie native ou acquise aura une grande influence sur la forme de l'action évacuatrice, mais c'est alors aussi, que va se dessiner le caractère spécial de nos eaux : toutes les grandes sécrétions de l'économie sont stimulées par son ingestion, mais naturellement toutes ne le sont pas toujours en même temps et au même degré, il y a même une de ces hypercrinies qui en général domine toutes les autres, et qui caractérise notre source, c'est l'hypercrinie intestinale.

EFFET PURGATIF. — Ingérée à la dose de 4 à 6 verrées, l'Eau de Brides produit un effet purgatif très-doux, sans coliques et sans fatigues d'aucune sorte ; les selles assez abondantes, mais en général peu fréquentes, suivent de très-près l'absorption de l'eau : elles sont séreuses, verdâtres, éminemment bilieuses ; et elles sont suivies d'une sensation d'allégement et de bien-être général. Seulement il faut bien le dire, comme nos eaux n'agissent que par une excitation lente et graduelle, et ne produisant jamais d'inflammation, l'effet purgatif ne se montre pas toujours dès le premier jour, souvent il faut attendre, parfois augmenter la dose, quelquefois même, dans les cas de constipation opiniâtre, on est obligé de recourir temporairement à un adjuvant pour

(1) GUBLER, leçons de thérapeutique.

stimuler plus énergiquement la muqueuse intestinale ; mais il y a une chose, que je ne saurais trop répéter, c'est que dans ces cas, il faut *le plus souvent savoir attendre avec patience*. Les effets obtenus sont bien plus profonds et plus durables, quand ils sont lentement préparés, et amenés sans secousse, que lorsqu'ils succèdent à une stimulation trop vive, qui ne peut manquer d'amener une réaction.

Les baigneurs o.. .. us une idée fixe : si l'eau ne les purge pas, elle n'a aucune action. Et beaucoup même redoutent d'être indisposés à cause de cette eau qui, une fois absorbée, reste dans l'économie sans les purger, et même parfois sans produire la moindre augmentation de sécrétion d'aucune sorte, ainsi que j'ai eu l'occasion de l'observer, et cela pendant plusieurs jours de suite ; il faut réagir contre cette idée, et je le dis hautement, avec l'autorité que me donne une expérience assez longue déjà, l'Eau de Brides agit quand même elle ne purge pas. Prise d'une façon rationnelle, elle finit toujours par produire l'effet purgatif, quand celui-ci est utile et quand on a la patience de l'attendre, et son action est bien meilleure quand elle se produit graduellement et sans secousse. Seulement dans les cas graves, si on veut obtenir des résultats sérieux et durables, il faut avoir de la patience, et donner au traitement minéral tout le temps nécessaire.

Un des caractères importants de cette purgation est, comme nous l'avons dit, de produire une sérieuse évacuation biliaire ; cet effet, qui n'a du reste rien d'étonnant, on connaît l'action des sels neutres sur la sécrétion biliaire, cet effet dis-je, est très important et mérite d'être noté spécialement, car nous verrons qu'il joue un grand rôle dans la cure des affections hépatiques.

Quand l'effet purgatif commence à s'établir, et souvent même avant, des phénomènes remarquables appa-

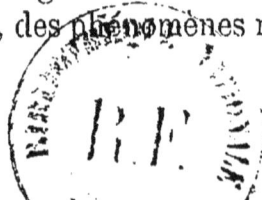

2

raissent, l'énergie fonctionnelle des organes digestifs se réveille, l'appétit augmente dans de grandes proportions, et la digestion souvent si difficile auparavant, se fait plus vite et sans peine : puis toutes les autres fonctions vitales participent à ce mouvement, la circulation devient plus active, et les forces générales s'accroissent avec une rapidité remarquable. On voit alors des baigneurs, qui se lassaient très-facilement, et ne pouvaient faire aucune marche, exécuter sans fatigue des courses auxquelles ils n'auraient pas osé songer quelques jours auparavant, et cet effet nous l'avons observé à plusieurs reprises sur nous-même, aussi nous pouvons en parler savamment.

Une autre particularité très-remarquable est celle-ci: certaines dyspnées habituelles cèdent pour quelque temps au moins avec une rapidité inimaginable, et nous voyons des personnes, qui ne peuvent faire la moindre montée sans une peine extrême et sans beaucoup d'oppression, courir la montagne au bout de quelques jours, et respirer à pleins poumons à leur grand étonnement. Inutile de dire qu'il n'en est malheureusement pas toujours ainsi, et que quand elle existe, cette modification n'est pas toujours définitive; malgré cela, nous verrons plus loin que la dyspnée, en général, est influencée à Brides d'une façon très remarquable, et cette particularité mérite d'être signalée. Cet ensemble de phénomènes nous fait répéter avec Gubler, cette proposition dont nous verrons plus d'une fois la justesse : « A l'action cathartique des purgatifs salins, peuvent donc se joindre des actions d'une autre nature, entre lesquelles, nous signalerons encore une fois, comme l'une des plus importantes, l'action reconstituante exercée par les sels purgatifs qui se rapprochent des sels normaux du serum, et cela en particulier dans les eaux minérales (1).»

(1) L'oc. cit.

L'effet purgatif que nous venons de décrire étant très-doux, il ne produit aucune fatigue ni aucune inflammation intestinale, et peut se continuer sans interruption pendant tout le temps de la cure. La dose d'eau minérale, qui a pour but de le produire, doit quelquefois varier un peu, tantôt en plus, tantôt en moins, mais souvent elle reste la même.

EFFET DIURÉTIQUE. — L'Eau de Brides excite aussi énergiquement la sécrétion rénale, et cette action, sur laquelle tous les auteurs, qui ont écrit sur notre station, ont longuement insisté, est tout-à-fait en rapport avec sa composition chimique.

Nous savons en effet que les sels purgatifs qu'elle contient, quand ils sont fortement dilués, agissent comme diurétiques, mais nous avons surtout pour l'expliquer, la présence d'une quantité importante de sulfate de chaux, et nous avons déjà dit qu'il résultait d'observations nombreuses, que ce sel s'éliminait complètement par les urines, et avait une influence très-grande sur cette fonction. Tous les auteurs du reste s'accordent à reconnaître cette action. Pour Socquet « le sulfate de chaux, et surtout le sulfate double de chaux et de soude est un des excitants les plus efficaces, un des modificateurs des organes urinaires les plus révulsifs et les plus prompts, dans le plus grand nombre des affections des viscères, qui sont passés sous l'influence habituelle d'une phlegmasie chronique » (1), et pour Pétrequin et Socquet toutes les eaux sulfatées calciques et calciques-sodiques, ont une action marquée sur les voies urinaires ; elles accroissent notablement la quantité des urines, et modifient la muqueuse de la vessie, en faisant disparaître les catarrhes de cet organe (2).

(1) Essai analytique, médical et topographique sur les eaux de la Perrière (Brides, 1824).

(2) Traité général pratique des Eaux minérales.

L'action diurétique est en raison inverse de l'action purgative, souvent elle la précède, et parfois c'est elle qui domine de beaucoup, pendant tout le temps de la cure. L'eau minérale, en effet, n'agit pas identiquement chez tout le monde, son action varie avec l'état du baigneur, et se porte surtout sur la fonction qui réclame le plus son influence curative.

Comme conséquence de cette diurèse, les urines subissent bientôt des changements très-importants : elles ne tardent pas à devenir claires et limpides, et à perdre peu à peu les différents produits morbides qu'elles contenaient, soit que ceux-ci provinssent des reins eux-mêmes, soit qu'ils fussent le résultat d'une affection vésicale, et la miction elle-même devient beaucoup plus facile.

Inutile de dire que cette action diurétique contribue beaucoup à alléger l'économie, et par conséquent à produire ces phénomènes généraux si remarquables, que nous avons décrits en parlant de l'effet purgatif. Savoyen avait déjà dit : « cette excitation des voies urinaires, qui est un effet presque constant des eaux de la Perrière (1), constitue dans plusieurs maladies un moyen efficace de guérison, cet appareil sécréteur devenant alors un point de révulsion salutaire (2). »

La peau est aussi le siége d'une excitation marquée, excitation qui se traduit par une transpiration plus ou moins forte, qui, elle aussi, est en général en raison inverse des sécrétions précédentes. Cette transpiration se fait sentir, suivant les dispositions individuelles, à des moments différents de la journée, et il n'est pas rare de voir des baigneurs chez lesquels ces trois effets se produisent chaque jour et presque en même temps. Un de

(1) C'est le nom que nos Eaux ont porté pendant bien long-temps.
(2) **Précis sur les Eaux minérales de la Perrière.**

nos confrères, un peu graveleux avec tendance à l'obésité et à l'hypochondrie, et qui prit avec succès nos eaux,
analysait ainsi les effets qu'il éprouvait chaque matin :
Le premier verre d'eau amenait toujours de la sueur,
le troisième provoquait de la tension dans les reins avec
très-légère sensation de coliques néphrétiques, puis
diurèse, enfin le cinquième provoquait une selle diar-
rhéïque abondante, qui était suivie de détente et de bien-
être général, chez d'autres personnes la salivation est
aussi très-notablement augmentée.

Peut-être cette stimulation des fonctions de la peau
est-elle une des causes pour lesquelles nos eaux agissent sérieusement dans les dermatoses : nous reviendrons plus tard sur cette question, quoique, à notre point
de vue, elle soit peu importante, ce genre d'affection ne
rentrant dans notre clinique que sur un plan secon-
daire. Tels sont les effets les plus apparents des Eaux
de Brides ; mais ce ne sont pas les seuls, leur pouvoir
médicateur est loin de résider exclusivement dans leur
effet évacuant, ni même dans leur effet tonique ; prises
à doses fractionnées, de manière à faire absorber le plus
possible leurs principes minéralisateurs, ainsi que nous
conseillons de le faire, toutes les fois que nous voulons
agir profondément sur l'économie, elles agissent comme
altérantes et dépuratives et cela sans déprimer nullement
l'individu, et tout en conservant leur action réparatrice;
elles donnent alors des résultats très-beaux dans certaines dyscrasies, dont le traitement est si difficile.

V.

L'Eau de Brides est employée en boisson, en bains,
en douches ascendantes ou descendantes, et concurrem-
ment avec les bains de salins, les étuves et différentes
pratiques hydrothérapiques.

La boisson est en général le point important du traitement ; l'eau se digère très-facilement, ainsi que nous l'avons dit, aussi voit-on souvent des buveurs intrépides en absorber des quantités considérables, sans cependant en être trop incommodés. La dose rationnelle varie naturellement beaucoup, selon que l'on veut obtenir un effet tonique, laxatif, ou franchement purgatif. Ayant déjà donné des indications à ce sujet, je me bornerai à dire que dans le dernier cas, je n'ai pas l'habitude de dépasser 8 verrées de 250 gr. chaque : l'Eau doit toujours être prise à la source même, le matin à jeun, en se promenant pour faciliter la digestion, et avec un intervalle de dix à douze minutes entre chaque verrée.

Mais lorsque, non content d'exciter l'activité fonctionnelle des glandes sécrétoires, je veux faire pénétrer les éléments minéralisateurs dans l'intimité des tissus, pour provoquer des changements molléculaires importants, et une rénovation rapide des solides et des liquides ; amener une sorte d'affouillement à la suite duquel le sang puisse se dépouiller de ses éléments étrangers et morbides, et éliminer les vieux levains diathésiques, qui se sont implantés dans l'organisme ; quand, en un mot, je veux saturer l'économie, outre la boisson du matin, je fais prendre encore dans la journée, à plusieurs reprises, de l'eau minérale en quantité variable, mais en ayant soin d'espacer les doses. Dans ces cas, je ne dépasse pas trop, en tout, la dose de 10 à 12 verrées par jour ; parfois je fais boire aussi un peu d'eau de Salins, seulement, le plus ordinairement alors, je ne mélange pas les deux eaux, et ce n'est pas au même moment de la journée qu'on les prend.

Les bains d'eau minérale sont à la fois toniques et sédatifs, et leur action est souvent très-précieuse comme adjuvant du traitement général. Apre au premier abord et provoquant une espèce d'exfoliation des pellicules épidermiques, l'eau ne tarde pas à devenir douce et onctueuse, et à donner à la peau une souplesse et une douceur remarquables.

Par suite de son contact, la circulation capillaire périphérique se réveille, la sécrétion des glandes sudoripares s'accélère, et les organes internes se décongestionnent. Loin d'affaiblir, comme les bains ordinaires, ceux-ci augmentent au contraire les forces, et provoquent une sensation d'allègement et de bien-être. Ils ont une action très-marquée aussi sur les maladies de la peau à forme sèche, peut-être est-ce par suite d'une décomposition de leur sulfate de chaux en sulfure, au contact de la transpiration du baigneur, selon les théories de Fontan; enfin, dans maintes occasions j'ai observé qu'ils favorisaient très-manifestement l'action purgative de la boisson.

La douche ascendante rectale, espèce de lavement d'eau minérale, est très-employée à Brides, et à juste titre ; elle a en effet une action très-grande dans les embarras veineux abdominaux, et les engorgements des organes de cette région ; je citerai surtout les affections hépatiques, spléniques et utérines, comme spécialement influencées par elles. Les principes minéralisateurs absorbés par les radicules de la veine porte, et transportés directement au foyer du mal et au centre de la vie nutritive, expliquent cette action. — On en retire aussi les meilleurs effets dans la constipation opiniâtre et dans les affections des centres nerveux, le *modus faciendi* varie selon l'effet que l'on veut produire.

La douche ascendante vaginale avec l'eau de Brides a une action à la fois sédative et résolutive ; les résultats qu'on en obtient dans les cas de métrites chroniques avec engorgement, accompagnées ou non d'érosions, sont très-remarquables; je la fais prendre de préférence dans le bain même ; un peu plus loin, j'indiquerai le traitement que j'ai l'habitude d'employer dans les affections utérines, pour lesquelles nos eaux sont d'une très-grande efficacité.

Les douches descendantes ordinaires constituent pour beaucoup d'affections un moyen de traitement très-énergique, et sont l'accessoire obligé de tout établissement balnéaire. Naturellement leur action varie énormément avec leur température, leur force et leur durée ; mais n'ayant aucune remarque particulière à faire à leur sujet, je me bornerai à dire que nous en faisons un usage très-fréquent, et que nous mettons toutes les variétés à contribution.

Enfin dans certains cas, nous ajoutons à l'Eau de Brides, comme nous l'avons dit, l'usage des étuves et de différentes pratiques hydrothérapiques, sur lesquelles nous n'avons pas à nous étendre davantage.

VI.

Ainsi que nous l'avons vu, l'Eau de Brides est saline, sulfatée calcique, sodique, magnésienne et ferrugineuse ; c'est une des rares eaux minérales purgatives françaises, elle est, dans cette catégorie, une des moins désagréables à boire, détail qui a bien son importance, et c'est une de celles qui mériteraient le plus d'être fréquentées. Nous allons pour le prouver, jeter un coup d'œil comparatif rapide entre elle et les principales eaux de même nature, et montrer que non-seulement elle peut lutter avec elles, mais qu'elle leur est souvent supérieure.

Tous les auteurs, qui ont écrit sur Brides, se sont accordés pour trouver une très-grande analogie entre notre source et les eaux purgatives allemandes qui jouissent de la plus grande faveur. Les uns la comparent à Hombourg et à Kissingen (1), d'autres à Egra

(1) Girard de Cailleux : Etudes sur les eaux minérales et thermales de Salins et de Brides 1874, et Gübler, d'après Laissus : Les eaux thermales et purgatives de Brides 1874.

et Marienbad (1) ; mais c'est surtout de Carlsbad, que, de l'avis de tous, elle se rapprocherait le plus. Le Dr Laissus a soutenu cette idée plusieurs fois, et pour lui, Carlsbad et Brides sont deux sœurs, ayant absolument les mêmes effets, s'adressant aux mêmes maladies, et se comportant identiquement de la même façon; telle n'est pas tout à fait mon opinion, ainsi que je l'ai déjà écrit autre part (2) et que je vais essayer de le démontrer.

Les eaux de Hombourg et de Kissingen sont froides, ce qui est déjà une très-grande infériorité, et ce sont avant tout, des eaux chlorurées-sodiques ; le sel marin y domine tellement, que ces sources se rapprochent beaucoup plus de notre Salins que de Brides, aussi ne retrouvons-nous pas dans leur action ces deux effets qui caractérisent à un si haut degré cette dernière ; c'est-à-dire à la fois la douceur et la tonicité. Avec les deux eaux allemandes, on a toujours à se tenir en garde contre l'irritation des voies digestives, à Kissingen, qui est de beaucoup la plus douce des deux (5 et 6 gr. de chlorure de sodium au lieu de 10 et 15 à Hombourg), au commencement de la seconde semaine de leur usage, il y a des troubles digestifs qui indiquent une irritation notable du tube gastro-intestinal (Lee), de plus ces eaux sont très excitantes et demandent à être administrées avec les plus grands ménagements, toutes les fois que l'on peut craindre une tendance aux congestions actives et chez les névropathes. Enfin, d'après Labat, elles conviennent très-peu aux tempéraments sanguins. Malgré ces restrictions, il y a une certaine identité entre ces trois stations, et toutes les maladies traitées dans les deux hydropoles étrangères le sont avec autant d'avantage

(1) Pétrequin : Nouveaux mélanges de médecine et de chirurgie 1873.

(2) Echo des villes d'eaux et des stations hivernales, août 1879.

auprès de notre source, qui, grâce à la différence de son action, offre en outre de plus nombreuses indications, et des contre-indications beaucoup plus rares.

Mais comme nous l'avons dit, c'est surtout des eaux de Carlsbad, que les nôtres se rapprochent le plus ; grands rapports de minéralisation, action analogue sur toutes les grandes sécrétions de l'économie et enfin, traitement des mêmes affections ou tout au moins traitement à Brides de toutes les affections pour lesquelles Carlsbad est si en faveur (1), tels sont les points de similitude et il faut avouer qu'ils sont sérieux, mais à côté de cela il y a des différences très-importantes à ce triple point de vue, — différences qui méritent d'être mentionnées avec soin. Ainsi au point de vue de la composition chimique, d'un côté il y a des sels alcalins en proportion notable et presque pas de fer, de l'autre très-peu d'alcalins, du fer en quantité cinq fois plus forte, et tous les sels contribuent à la régénération de l'économie en même temps qu'à l'excitation des sécrétions.

Au point de vue du mode d'action, les eaux de Carlsbad sont très-excitantes, et deviennent altérantes et dépressives au dernier point. Vers le milieu de la cure on observe souvent des malaises très-fatigants, signalés par Caulet et Le Bret, et qu'accompagnent «des symptômes nerveux et psychiques de l'hypochondrie, qui viennent compliquer et aggraver l'état morbide antérieur». Ceux qui boivent l'eau de Carlsbad sont parfois éprouvés d'une singulière façon et prennent l'apparence de convalescents de maladies aiguës, conséquence d'une médication altérante et dépressive à un haut degré (2). « Les troubles de la nutrition sont plus facilement appréciables vers la fin du traitement, alors que le malaise

(1) Les indications des eaux de Brides se rapprochent de celles qui font la réputation de Carlsbad et de Marienbad. Le Bret, loc. cit.
(2) Le Bret. Manuel médical des Eaux minérales.

général a disparu, et que les eaux n'occasionnent plus
de symptômes pénibles. Ils sont suffisamment caractérisés
par la paleur du teint, la décoloration des muqueuses,
l'amaigrissement, la mollesse des chairs, la fatigue,
l'essoufflement, la transpiration au moindre exercice,
la sensibilité au froid, quelquefois par de la bouffis-
sure de la face et de l'œdème des extrémités.» (1). Pour
remédier à cet appauvrissement du sang, il était autrefois considéré comme « d'indispensable nécessité, après
le traitement de Carlsbad, d'aller aux eaux de Fran-
zensbad (2).

A Brides, les choses se passent beaucoup plus doucement, et la cure n'est pas traversée par des orages
semblables. On observe bien parfois, au milieu du
traitement, une période de lassitude légère et de som-
nolence, mais c'est très peu de chose en comparaison de
ce que nous venons de voir, et les forces ne tardent pas
à revenir et à augmenter sérieusement. Nos eaux, en
effet, agissent doucement, et c'est merveille de voir
combien leur action résolutive et désobstruante est en
même temps tonique. « Ce qui caractérise singulièrement ces eaux, dit Lefort, c'est l'union officinalement
inimitable des propriétés purgatives et toniques. Cette
double action favorise les sécrétions et les circulations
du tube digestif et de ses annexes, sans. débiliter, comme on le ferait avec des purgatifs salins répétés, et, au
contraire, en excitant la reconstitution par l'appétit
qu'on provoque sans altérer le sang et la nutrition,
comme avec les eaux alcalines et les carbonates sodiques (3). »

Notons aussi un autre point différentiel qui est un
peu un corollaire de ce que nous venons de dire, mais

(1) Caulet. Étude médicale sur la cure de Carlsbad.
(2) J. Franck, pathol. intern., traduction de Bayle, t. VI.
(3) Rapport à l'Académie.

qui a une bien grande importance pratique. Carlsbad congestionne l'encéphale, ce qui, souvent, oblige à interrompre la cure. Brides, au contraire, le décongestionne tellement que, chaque année, nous traitons, avec le plus grand succès, nombre de maladies du cerveau et de la moelle, qui trouveraient difficilement ailleurs de pareilles ressources. Il en est de même pour les maladies du cœur, dans beaucoup de cas, nous leur sommes très-utiles en allégeant sans secousse la circulation, et en la régularisant, chose qu'il serait, je crois, très-imprudent de tenter à Carlsbad. Et s'il fallait ajouter encore à ce tableau, je dirais que la proximité de Salins, qui permet de mêler la balnéation chlorurée sodique forte à la médication évacuatrice, contribue encore à former une réunion de circonstances exceptionnellement favorables pour le traitement des maladies, et qu'on ne saurait trouver nulle autre part.

En France, la vogue n'est pas encore aux eaux purgatives, on a beau voir, par l'exemple de nos voisins, toutes les ressources qu'on peut y trouver, peine perdue : la médication alcaline règne en maîtresse absolue et Vichy surtout, attire une grande partie des malades qu'on a autre part l'habitude d'envoyer à Carlsbad, ou autres stations similaires ; je n'ai certes pas l'intention de chercher à dénigrer, ici, cette hydropole admirable dont la renommée est universelle, mais je ne puis m'empêcher de dire qu'on en fait un abus trop fréquent, et qu'à côté d'immenses qualités, ses eaux présentent des inconvénients très-sérieux aussi ; elles ne peuvent pas être prises impunément pendant plusieurs années de suite, et dans un grand nombre de cas leur action trop débilitante et trop déplastisante a causé des accidents funestes. Aussi commence-t-on à comprendre que toutes les fois qu'il y a faiblesse plus ou moins grande, ou même tendance à l'anémie, c'est à des eaux comme les nôtres que l'on doit avoir recours ; on y trouvera les mêmes avantages et on évitera complètement les inconvénients.

VII.

Avant d'entrer dans le détail des affections que combattent nos eaux, je dois dire quelques mots pour expliquer la multiplicité de leurs applications, et bien indiquer que je n'ai pas l'intention d'en faire une panacée universelle, mais la force des choses me pousse, et je suis bien obligé d'exposer ce que j'ai l'occasion d'observer toutes les années, et d'énumérer toutes les maladies qui peuvent trouver guérison, ou tout au moins soulagement chez nous.

Nous avons vu que l'action purgative était le principal effet des eaux de Brides ; or, qui ne sait l'importance de la purgation en médecine, et le nombre considérable de maladies dans lesquelles elle joue un rôle des plus importants ? « On peut dire en général, écrivait H. Lebert, notre regretté collègue, qu'une purgation suivie convient dans beaucoup de maladies chroniques (1). » Si en effet on passe en revue les affections chroniques des divers systèmes de l'économie, on verra que presque toujours les purgatifs font partie intégrante et parfois importante de leur traitement, et cela plus encore quand la sécrétion intestinale n'est pas seule sollicitée, mais que toutes celles de l'économie le sont en même temps, comme dans le cas présent.

Sans entrer dans de grands détails, pour n'avoir pas à nous répéter, quand nous étudierons successivement les différentes sortes des maladies que nous soignons, nous allons dire quelques mots sur le mode d'action de la purgation répétée, telle qu'elle se pratique à Brides.

(1) Compte-rendu des eaux de Lavey pour 1840.

Sous l'influence de cette méthode, il se produit des changements considérables dans la façon d'être de l'économie, non-seulement la nutrition devient plus active, mais encore elle reprend sa direction normale, quand elle l'avait perdue; l'assimilation n'est plus déviée, et ne donne plus naissance à des produits hétéromorphes ; l'élimination prend une extension très-remarquable, et débarrasse l'économie de tous les principes hétérogènes dont la présence produisait des états morbides de différentes natures ; l'imprégnation de l'organisme par les sels minéraux aide puissamment à activer le mouvement de rénovation molléculaire, et c'est sous cette influence complexe que sont modifiés les obèses, les goutteux, les graveleux, les diabétiques.....

Au mode d'action que nous venons de décrire, vient s'en ajouter un autre très-important, qui consiste dans cette fluxion du système vasculaire intestinal, que provoque chaque jour l'action purgative, et qui produit une dérivation salutaire, dont bénéficient les organes chroniquement hyperhémiés. C'est ainsi que s'explique l'influence de notre traitement sur la congestion chronique dans presque tous les organes : organes abdominaux, qui sont les plus voisins, cerveau et moëlle sur lesquels notre action est très-sensible, affections chroniques de la poitrine....... et enfin maladies de la peau.

Enfin un autre effet très-important aussi, est la spoliation séreuse, qui résulte de l'excitation de toutes les sécrétions, et qui a une si grande importance dans la pléthore séreuse. — Dans ce cas, en effet, il y a plénitude vasculaire, mais plénitude seulement par excès de sérosité, c'est cette dernière qu'il faut soustraire, tout en respectant la masse cruorique, et en l'augmentant même si faire se peut : or, c'est justement le résultat que nous obtenons ordinairement avec nos eaux. La pléthore séreuse se rencontre souvent chez les obèses , elle produit même une des formes de l'obésité ; elle est fréquente dans les maladies du cœur, dans la plupart de celles du foie et des reins, dans quelques affections pulmonaires, l'hypochondrie et la plupart des cachexies. Je ne dirai rien de ces dernières, dont quelques-unes seulement relèvent de la médication minérale ; mais dans les autres maladies, nous obtenons d'excellents résultats et on en voit la raison.

Je ne crois pas pouvoir mieux terminer ces généralités, qu'en citant un passage de Fonssagrives qui rentre tout-à-fait dans ma façon de voir, et sur lequel je suis heureux de pouvoir m'appuyer ; on dirait vraiment qu'il a été écrit pour soutenir ma thèse :

« Si en même temps qu'on soumet les sujets à une action purgative répétée, on les nourrit aussi fortement que le permettent l'intensité de l'appétit et l'état fonctionnel de l'appareil digestif, on impose à l'organisme, par cette sorte d'*affouillement* énergique, une rénovation très-rapide de sa substance, et l'on comprend que bon nombre des maladies chroniques et de dyscrasies s'en aillent dans ce tourbillon d'une dénutrition et d'une réparation ainsi surexcitées. La purgation à outrance par le système Leroy, qui florissait il y a 50 ans, devait opérer souvent des cures violentes de cette nature, mais par combien de catastrophes ne fallait-il pas les payer. La médecine rationnelle doit retirer de cet empirisme extravagant, la notion de la puissance d'une médication purgative soutenue, quand elle est opportune, et qu'on la conduit avec prudence et décision » (2).

VIII.

Nous allons maintenant passer en revue les principales maladies auxquelles s'adressent nos eaux, et nous

(2) Fonssagrives, traité de thérapeutique.

commencerons par celles du tube digestif qui sont si importantes à tous les points de vue.

Dyspepsie.

Si le mot dyspepsie a une certaine précision, en ce sens, qu'il comprend tous les troubles dont l'appareil stomacal peut être le siège, pourvu que ceux-ci offrent quelque rapport avec l'acte digestif, il est extrêmement vague, quant à la nature de la maladie. Les causes qui peuvent influer sur le fonctionnement de l'estomac, sans que celui-ci soit lésé le moins du monde, au moins primitivement, sont d'un nombre infini. « L'état dyspeptique, dit Luton (1), a ses racines, non seulement dans l'estomac lui-même, mais encore dans l'économie tout entière, et jusque dans le monde extérieur, où se rencontrent tant de circonstances susceptibles de porter indirectement atteinte à l'intégrité de la digestion. Toute lésion quelconque, de nature constitutionnelle ou essentielle, est dans le cas de s'annoncer par des troubles digestifs.

On comprend facilement que résultant de causes si nombreuses, et si différentes les unes des autres, la dyspepsie doit varier aussi énormément, comme forme, comme nature, et comme symptômes. Plusieurs auteurs en ont profité pour faire des classifications interminables, les uns avec Bosquillon, le traducteur de Cullen, l'envisageant au point de vue étiologique seulement, en trouvent vingt espèces différentes ; d'autres au contraire, comme Guipon de Laon, dont le travail a été couronné à l'Académie de médecine en 1863, prenant pour base la forme même de la maladie et ses symptô-

(1) Nouveau dictionnaire de médecine et de chirurgie pratiques. art. Dyspepsie.

mes, en admettent vingt-cinq espèces principales, sans compter les combinaisons qu'elles peuvent faire entre elles. Mais depuis les recherches modernes et surtout d'après les travaux de Beau (1) et de Willième (2), on a ramené la maladie à deux formes principales, dans lesquelles rentrent de nombreuses variétés. Ce sont : la forme hyperesthésique, qui s'accompagne assez souvent de vascularisation de la muqueuse stomacale, et la forme asthénique, dans laquelle cette muqueuse tombe au contraire dans une espèce de collapsus.

A chacune de ces formes correspond un mode particulier des sécrétions de l'estomac, la première s'accompagne en général d'une production exagérée du suc gastrique, avec brûlure épigastrique et régurgitations acides ; c'est la dyspepsie acide, acescente ou cardialgique des auteurs ; la seconde est la dyspepsie alcaline, le suc gastrique est beaucoup moins abondant, il y a des nausées et des vomissements glaireux. C'est l'embarras gastrique, la dyspepsie pituiteuse, l'état muqueux, celui qui accompagne ordinairement les fièvres muqueuses, typhoïdes....., mais qui naturellement ne rentre dans notre cadre, que lorsqu'il n'est pas accompagné de phénomènes fébriles.

On n'attend pas de nous un historique complet de ces deux formes de la dyspepsie et de leurs variétés, aussi nous bornerons-nous à dire que c'est une maladie qui est toujours sérieuse, et qui mérite grande attention ; elle a un retentissement sur tout l'organisme, et si elle persiste, la santé générale en est ébranlée. Si elle n'est pas soignée, sa marche est progressive ; à une période de troubles purement fonctionnels, et ne s'accompagnant d'aucune lésion stomacale, sauf peut-être un peu d'hypéré-

---

(1) Traité des dyspepsies. Paris, 1866.
(2) Des dyspepsies dites essentielles, leur nature et leurs transformations. Paris, 1868.

mie, en succède une seconde, où il se forme un catarrhe de l'estomac par atrophie des glandes à pepsine et du tissu conjonctif sous muqueux. Puis alors, comme conséquence, arrivent des désordres beaucoup plus graves, engorgements et dégénérescences du foie et du pancréas et nécessairement une altération profonde de tout le système nutritif.

Sans entrer dans de plus grands détails, disons que, quelle que se soit sa forme, la dyspepsie avec altération organique, mais sans dégénérescence bien entendu, est traitée avec succès par la méthode évacuante, et que les eaux minérales purgatives notamment, ont dans ces cas des succès très-remarquables. Sous leur influence les sécrétions redeviennent normales, les enduits muqueux disparaissent, une légère irritation substitutive vient remplacer l'inflammation primitive , et peu à peu les fonctions de l'organe reprennent leur cours ordinaire. L'eau en boisson et en bains, les douches de toutes sortes contribuent avec le grand air, l'exercice et la distraction à ce résultat. J'ai eu l'occasion de voir entre autres un ulcère simple de l'estomac en retirer un grand profit.

Quant aux causes de la dyspepsie fonctionnelle, nous verrons que les principales sont combattues aussi efficacement par nos eaux. Ce sont d'un côté, l'anémie, la goutte, l'herpétisme, l'hystérie.... de l'autre, les affections de différents organes dont les principaux sont le foie, le pancréas, les intestins, les reins et enfin l'utérus. Or, nous verrons plus loin que toutes ces maladies sont traitées avec succès chez nous ; nous nous adressons donc à la fois, à la cause et au résultat, et nous pouvons dire que nos Eaux sont parfaitement indiquées dans la dyspepsie, mais, je le répète, elles le sont surtout dans les cas où l'organisme est déjà altéré et déprimé, et où le besoin d'un effet tonique puissant se fait le plus sentir.

A la dyspepsie se rattache le vertige stomacal, dont Trousseau a donné une excellente description, qui est restée classique, et qu'on a de la tendance à regarder comme dépendant de la dyspepsie flattulente ; Luton en présente une explication qui pourrait bien être juste. « Il semble, dit cet auteur, et nous l'affirmons pour l'avoir éprouvé, que cette sensation ait son point de départ dans une impression partie de l'estomac ou des intestins, lorsque ces parties sont en état de vacuité, et que le gaz qu'elles contiennent présente une certaine inégalité de tension entre deux points voisins, toujours est-il que peu d'instants après que la sensation de vertiges a été des plus accusées, on sent comme un déplacement de liquides et de gaz, qui se manifeste par un léger borborygme. D'ailleurs d'autres organes, le rein (Trousseau) l'oreille (Meinière) (1), etc..... peuvent être l'origine d'un symptôme du même genre. Il exprime donc au fond une sensation réelle, mais avec une interprétation vicieuse de la part de l'encéphale, qui attribue au corps tout entier, une rupture d'équilibre très-localisée, et se produisant dans l'intimité des organes (2)». Inutile de répéter que cette affection est modifiée heureusement par notre traitement.

Du reste cette action de nos eaux a été reconnue de tout temps, en 1824, Socquet citait déjà un grand nombre d'observations, tirées des registres du Dᴿ Hybord, relatives à des guérisons de gastralgies, de gastrites et gastro-entérites chroniques. Plus tard en 1835, Savoyen écrivait : Il y a quelque chose de remarquable dans l'action des eaux de Brides-la-Perrière, sur les organes de l'assimilation..... leur action sur les mem-

(1) Il nous est arrivé plusieurs fois d'observer sur nous-même, dans le cours d'un violent Coryza, un vertige dû à une pression trop forte dans la caisse du tympan. (Note de l'auteur).

(2) Lod. cit.

branes gastriques, les rend précieuses dans le traitement..... de toutes les maladies du tube digestif, passées à l'état chronique, telles que la gastrite chronique, l'entérite.....

Maladies des Intestins.

D'après les dernières citations que nous venons de faire, on a déjà pressenti que dans les affections gastro-intestinales chroniques, nos eaux produisaient de très-bons résultats. C'est en effet ce que nous voyons chaque année, le catarrhe gastro-intestinal est modifié assez rapidement par leur usage ; les vomissements s'arrètent, la diarrhée diminue progressivement, et finit par céder entièrement ; le malade commence peu à peu à trouver bon ce qu'il mange et ce qu'il boit, et les fonctions digestives se rétablissent, mais il ne faut pas croire que seuls, les états torpides conviennent à notre station. J'ai eu l'occasion d'en voir d'autres qui ont été modifiés d'une façon très-heureuse; j'ai encore en ce moment sous les yeux, l'observation d'un catarrhe gastro-intestinal grave, avec douleur et excitabilité très-grande, chez lequel j'ai dû surveiller le traitement avec la plus grande attention, et qui en a retiré un résultat excellent. Dans ces cas, la boisson doit être prise en quantité très-modérée, parfois même suspendue pendant un certain temps, mais alors les bains et les douches ascendantes font merveille ; je ne parle pas des cas ordinaires qui sont très-nombreux.

La dyssenterie chronique est aussi favorablement influencée par nos eaux, et surtout celle des pays chauds, qui est en général liée à d'autres manifestations, et sur le compte de laquelle nous reviendrons un peu plus tard.

Sous le nom d'entéralgie, sont groupés un certain nombre d'états douloureux de l'abdomen et de troubles fonctionnels, de nature assez obscure, et qui souvent s'accompagnent d'empâtement abdominal ; on les rencontre ordinairement chez les rhumatisants et chez les névropathes. Nos eaux leur sont aussi très-favorables.

Enfin nous devons parler de la constipation que nous combattons puissamment. Mais il est bien entendu que quand elle est symptomatique, elle suit la fortune de la maladie sous la dépendance de laquelle elle se trouve, et que le soulagement obtenu sera plus ou moins durable, selon que cette maladie elle-même aura été plus ou moins influencée. Quand, au contraire, elle est essentielle et résulte d'une atonie intestinale, ou d'un trouble dans les sécrétions gastro-intestinales, on obtiendra d'excellents résultats ; mais, je le répète, si on les veut sérieux et durables, il faut avoir de la patience et ne pas vouloir aller trop vite.

A propos des intestins je dirai un mot des parasytes intestinaux, que souvent nos eaux font évacuer, quels qu'ils soient, lombrics, oxyures ou tænias et botriocéphales ; on voit même des personnes qui ne savent pas du tout en être porteurs et qui en font des fragements souvent très volumineux. J'ai été à même d'en observer quelques cas ; cependant je dois dire que cet effet ne se produit pas toujours, et que chez des personnes qui avaient notoirement le tænia, une cure entière a pu être faite sans que celui-ci ait fait aucune apparition.

Maladies du Foie.

Les Eaux de Brides ont une influence très-marquée sur la sécrétion et sur l'excrétion de la bile, et cet effet se manifeste non-seulement par des phénomènes objectifs, mais aussi par des phénomènes subjectifs ; ainsi non-seulement la bile est éliminée, en proportion considérable, par les selles copieuses qui se produisent chaque jour, mais le résultat de cette élimination ne tarde pas à se manifester par des symptômes généraux très-marqués : les fonctions digestives se réveillent, le teint s'éclaircit, les sclérotiques perdent leur coloration jaunâtre, en même temps que le foie diminue de volume très-rapidement. J'ai vu plusieurs fois, notamment chez des alcooliques, ces diminutions marcher extraordinairement vite. Inutile de dire que les autres phénomènes tels que douleur, pesanteur, ballonnement.... disparaissaient en même temps, du reste il est facile de se rendre compte de cet effet ; nos eaux sollicitent la sécrétion biliaire de plusieurs manières à la fois :

1° Par la présence des sels neutres qui, tout en provoquant les sécrétions intestinales, agissent sympatiquement de la même façon sur les glandes annexes, et déterminent dans le foie et le pancréas, une hypercrinie importante.

2° Par la présence dans l'économie, d'eau en quantité plus grande qu'à l'ordinaire. Or l'eau agit d'une façon très-importante, en augmentant la tension intra-vasculaire ; et comme le dit Beaunis, toute modification de pression sanguine amène des modifications correspondantes dans la sécrétion biliaire, il y a donc par le fait d'ingestion d'eau, augmentation de la quantité de bile excrétée; et il arrive alors que, de même que pour la polyurie, la quantité des substances solides éliminées dans les 24 heures est augmentée, mais la quantité de liquide l'étant aussi, dans une proportion beaucoup plus forte, il s'ensuit une diminution de densité, correspondante au degré d'hypersécrétion. La bile devient donc par conséquent plus abondante et plus fluide, et cette cause vient s'ajouter à la précédente, pour favoriser sa sécrétion et son élimination.

3° La présence dans le foie lui-même des principes minéralisateurs, qui y ont été apportés par la veine-

porte, vient concourir avec les deux causes précédentes
pour atteindre le même but. Ils contribuent en effet à li-
quéfier la bile, et produisent sur le foie, qui dans certains
cas commence à se désorganiser, une action résolutive
de la plus grande importance. On a de la tendance en
général à attribuer ce rôle aux sels sodiques alcalins,
mais d'après les recherches modernes, il est prouvé que
les sels neutres dilués peuvent avoir la même action, du
reste il est probable que le chlorure de sodium, qui à
l'état normal fournit sa soude aux sels biliaires, doit
pouvoir leur en céder encore dans un but curatif.

Ces trois causes agissent donc de concert, pour nous
donner dans les affections du foie des résultats si remarquables, que nous pouvons dire, que c'est là le grand
succès de Brides, et que sous ce rapport, il peut lutter
avec les stations les plus en faveur : du reste, nous a-
vons souvent des baigneurs qui ont été auparavant, soit
à Vichy, soit à Karlsbad, et je puis dire qu'aucun de
ceux que j'ai vus ne regrettait d'avoir changé.

Sans entrer dans de plus grands détails, la forme de
ce travail ne les comportant pas, je dirai que les affections
hépathiques curables, trouveront toutes un soulagement
à Brides, mais que celles qui s'adressent particulièrement à nos eaux, sont celles qui pour guérir ont le plus
besoin des effets suivants. Liquéfaction et élimination
de la bile plus ou moins altérée, spoliation séreuse douce
et sans excitation, en même temps que régénération et
tonification de l'économie. Or le besoin de ces trois
actions se fait sentir surtout dans les affections du foie
compliquées de maladies du cœur, et dans celles qui
présentent des tendances à l'hydropisie ; dans ces cas
les eaux alcalines présentent une contre indication formelle, et toutes les années un certain nombre de ces malades sont dirigés à Vichy, au grand détriment *de leur*
santé et souvent même de leur existence. Une autre

forme s'adresse aussi spécialement à nos eaux, c'est
l'hépatite contractée dans les pays chauds, c'est l'*indian
liver* des anglais, qui fait partie de cette trilogie que
produit l'intoxication miasmatique: fièvre d'accès, dyssenterie et hépatite, le tout accompagné d'une anémie
épouvantable, d'une vraie cachexie : dans ces cas nos
eaux dont l'action sérieuse se fait sentir sur les trois
points de la manifestation, en même temps qu'elles remontent singulièrement l'état général, sont infiniment
plus indiquées que Vichy et Karlsbad qui sont trop alcalins et altérants. Enfin toutes les fois que les affections
hépatiques seront accompagnées de grands troubles de
la nutrition, et par suite d'une grande dépression de l'é-
conomie, nos eaux seront particulièrement indiquées.

Nous devons maintenant dire un mot de la lithiase
biliaire, qui est aussi à notre point de vue d'une importance capitale. On comprendra en effet que le mode
d'action de nos eaux sur les fonctions hépatiques, tel
que nous l'avons décrit, s'applique très-bien aussi aux
calculs biliaires. Durand-Fardel parlant de leur traitement dit: « Rendre la bile plus fluide et plus correcte
dans sa composition, en activer la sécrétion, en activer
et en faciliter l'excrétion par excitation tonique de
l'appareil excréteur, tel est l'ensemble d'indications
auxquelles paraît devoir satisfaire toute médication
effective.... ». Mais ce sont là justement les effets
que nous avons vu produire à nos eaux, aussi nous nous
rattachons complètement à l'idée de Bouloumié (1), et
nous pensons que pour combattre la lithiase biliaire, il
faut surtout de l'eau, de l'eau contenant des sels, de
l'eau capable de diluer la bile épaissie par des mucosités
catarrhales, par des Magmas de biliverdine, par des
paillettes de cholestérine, et qu'il faut surtout préférer

(1) Discussion sur les coliques hépatiques et leur traitement
par les Eaux minérales, Clinique de Vittel.

une eau qui, tout en remplissant ces conditions, produise en même temps des effets purgatifs. Du reste, l'observation avait précédé la théorie et les coliques hépatiques avaient dès le début formé une partie de la clientèle de nos eaux. Savoyen écrivait déjà, « les inflammations chroniques du foie, du pancréas, du mésentère, de la rate, les tumeurs biliaires, l'ictère, cèdent très-bien à l'administration de nos eaux ; elles ont de plus la propriété particulière de faciliter l'expulsion des calculs biliaires. » Depuis ce temps-là ces affections n'ont cessé de venir chez nous, chaque année nous avons l'occasion d'en observer une certaine quantité et d'être utile à ceux qui en sont atteints.

Il y a aussi une forme de cette maladie que nous rencontrons quelquefois et qui est très-intéressante, c'est la gravelle ou boue hépatique. Les accès, moins douloureux peut-être, sont beaucoup plus répétés, ils arrivent à être quotidiens, et ils s'accompagnent alors de troubles digestifs, qui finissent par avoir un retentissement très-fâcheux sur l'économie. J'en ai vu quelques cas graves, mais l'un surtout était très-remarquable : la malade complètement anémiée, et présentant une apparence cachectique des plus prononcées, était arrivée à ne pouvoir presque plus rien prendre, et le peu qu'elle absorbait était souvent vomi, après avoir causé des douleurs atroces; en moins de huit jours, il y avait un amendement très-sérieux dans les accidents, et deux saisons ont produit la guérison. — L'an dernier, j'ai eu encore l'occasion de soigner un cas un peu analogue à celui-ci, et dans lequel le diagnostic était très-difficile; Brides a produit une grande amélioration, mais la maladie était trop grave pour céder à la première cure, aussi la malade attend-elle avec impatience l'ouverture de la saison prochaine, pour venir reprendre son traitement.

Pléthore abdominale -- Veinosité de Braun

Dyscrasie veineuse.

Nous arrivons à une affection très-importante, qui agit profondément sur l'économie, et qui sert, comme nous le verrons, de principe à plusieurs des maladies que nous avons déjà décrites, et à plusieurs de celles dont nous avons à parler encore ; on lui a donné différents noms, c'est la pléthore abdominale, l'état hémorrhoïdaire, la veinosité de Braun, la dyscrasie veineuse de Brongniart... et elle relève tout-à-fait de notre traitement minéral.

Un mot sur sa pathogénie et sa nature.

La circulation de la veine porte est, comme on le sait, celle qui a le plus de difficulté à se faire; l'incitation artérielle s'y fait sentir moins que partout ailleurs, elle n'a pas pour aider à la progression du sang la contraction de muscles environnants, ni même de valvules pour s'opposer à sa régression : elle est de plus placée entre deux réseaux capillaires et obligée de dépenser plus de forces que les autres veines : son principal moyen d'action, réside dans la force contractile de ses parois, laquelle est sous la dépendance des vaso-moteurs. Or, différentes causes peuvent influer sur cette force motrice et l'amoindrir ; les principales sont : une vie trop sédentaire, surtout si elle est accompagnée de travaux intellectuels prolongés, ou d'une position vicieuse du corps, capable de gêner la circulation, une constriction habituelle trop grande au niveau de la taille, une alimentation trop riche, des excès alcooliques... ou certaines diathèses telles que la goutte, l'arthritisme, l'herpétisme. Dans ce cas, la circulation de la veine porte se ralentit, il se produit dans tout ce sys-

tème une stagnation sanguine, qui ne tarde pas à amener des congestions du foie et de la rate,et une dilatation
des veines hémorrhoïdaires et des capillaires de l'intestin ; puis il survient des troubles fonctionnels de la digestion, de l'absorption et des sécrétions, et, comme
conséquence, dyspepsie et constipation. Un peu plus
tard le foie s'engorge,la bile devient épaisse et visqueuse,
coule difficilement, et pour peu que les matériaux de la
nutrition contiennent un excès de matières grasses, il se
forme des calculs biliaires. Enfin la circulation veineuse
devient de plus en plus difficile, le sang s'épaissit, et ne
pouvant se débarrasser aisément des produits excrémen-
titiels destinés à la combustion pulmonaire ou à l'élimination rénale, il se charge outre mesure d'acide carbonique, d'urée, de matières colorantes de la bile, et l'on
arrive alors à la dyscrasie veineuse de Brongniart (1).

On conçoit facilement les conséquences d'un pareil
état, et toutes les affections fonctionnelles,organiques et
même diathésiques qui peuvent en résulter, mais nous
ne pouvons entrer dans de plus grands détails, les li-
mites de ce travail ne nous permettant pas de nous ap-
pesantir sur chaque question, autant que nous le vou-
drions. Nous dirons seulement que c'est la grande cause
de l'hypochondrie,et que l'action liquéfiante et dépurative
que nous avons vu s'exercer si activement sur la sécrétion biliaire par l'usage de nos eaux, se fait sentir sur
tous les liquides de l'économie, et que le sang retrouve
sous leur influence sa densité normale,et le pouvoir d'é-
liminer toutes les substances étrangères, de s'épurer en
un mot, et cela pour le grand bien-être de l'économie
tout entière.

(1) Considérations sur la dyscrasie veineuse, précédées de la
traduction du traité de Stahl intitulé : *De vena portæ, porta malo-
rum...* Paris, 1860.

Affections des Voies respiratoires, Catarrhe pulmonaire, Bronchite chronique, Dyspnée.

Les affections chroniques des voies respiratoires bénéficient aussi de l'usage de nos eaux, pour deux raisons différentes, soit comme eaux sulfatées calciques, soit comme eaux purgatives.

Les eaux sulfatées calciques ont en effet, d'après Pétrequin et Socquet, sur les muqueuses en général et sur celles des bronches en particulier, une action spéciale, que Pointe avait déjà signalée dans les eaux de Weissembourg (1) et que Savoyen avait aussi remarquée dans les nôtres : « l'expectoration en est assez promptement modifiée, écrivait-il, s'il existe une affection catarrhale, elle devient alors écumeuse, blanchâtre, visqueuse : ce qui nous porterait à croire que l'action des eaux se porte sur toute la muqueuse qui tapisse les voies aériennes, jusqu'aux dernières ramifications bronchiques » (2).

Mais là n'est pas leur action la plus remarquable. Ce qui est caractéristique chez elles, c'est l'influence qu'elles ont sur la dyspnée en général, et dyspnée tenant à des causes différentes. Nous en avons dit déjà quelques mots au commencement de ce travail, mais nous y revenons car la chose mérite d'être signalée. Cette action est dûe, croyons-nous, soit au sulfate de chaux qu'elles contiennent, soit surtout à leur puissance évacuatrice.

« Les maladies de poitrine, dit Fonssagrives, bénéficient également de cette contrefluxion sanguine, et je ne connais pas de meilleur moyen de décongestionner les poumons, que l'emploi des purgatifs. J'y ai recours dans presque *toutes les dyspnées* symptomatiques des

(1) Monographie des Thermes de Weissembourg. 1853.
(2) Loc. cit.

maladies des bronches et des poumons, et je constate tous les jours les bons effets de cette pratique ; elle n'a pas moins d'utilité dans la dyspnée cardiaque, mais il est vrai que celle-ci dépend souvent en partie d'un œdème pulmonaire, et qu'il faut tenir compte ici de la déplétion séreuse que produisent les purgatifs (1). » On voit que c'est absolument cette méthode que nous mettons en pratique chez nos baigneurs, seulement avec un purgatif de choix et tout-à-fait spécial, et on voit que le résultat nous est on ne peut plus favorable. Cependant je dois ajouter que dans ces cas, l'effet de nos eaux peut se produire même en dehors de toute action purgative et qu'il nous est arrivé à plusieurs reprises de modifier sérieusement des catarrhes pulmonaires avec emphysème et les troubles circulatoires y afférents, par l'usage de l'eau de Brides *transportée*, alors même qu'elle ne produisait presqu'aucune excitation des sécrétions.

Maladies du Cœur.

Pendant bien longtemps les maladies du cœur ont été regardées comme contre-indiquant complètement l'usage de toutes les eaux minérales possibles, ce n'est que depuis un certain nombre d'années qu'on a commencé à revenir de cette interdiction, et que des observations bien faites sont venues démontrer que certaines eaux, possédant une action très-douce, pouvaient être utiles dans ces affections. Les premières observations faites à ce sujet l'ont été, si je ne me trompe, aux eaux sulfatées calciques de Weissembourg, et sont rapportées par Pointe, qui en parle longuement ; nous avons été à même d'en faire de semblables nous-même à Brides, et c'est le résultat de ce que nous avons vu que nous allons donner ici.

(1) Loc. cit.

Les eaux de Brides donnent des résultats excellents dans les cas d'hypertrophie et de dilatation cardiaques qui sont liées à des troubles respiratoires, comme nous l'avons dit dans le chapitre précédent. J'ai eu l'occasion aussi de voir disparaître rapidement les signes sthétoscopiques de lésions auriculo-ventriculaires gauches, suite d'endocardite rhumatismale, en même temps que les symptômes y afférents diminuaient d'une manière très-remarquable ; très-probablement il n'y avait encore qu'épaississement de l'endocarde sans autre lésion importante, et nos eaux, prises à dose très-modérée, ont agi comme résolutives, mais tel qu'il est ce résultat me paraît très-important et mérite d'être signalé. Inutile de dire que les malades ne doivent pas être arrivés à la cachexie cardiaque pour être soumis à notre traitement.

Une autre lésion bien importante, que nous avons souvent l'occasion de traiter avec succès, et dans laquelle nous obtenons des résultats que nous ne saurions trop faire connaître, est la surcharge graisseuse du cœur, le *cœur graisseux,* je ne dis pas le *cœur gras,* du moins quand celui-ci est arrivé à un degré avancé de sa dégénérescence, quoique dans certains cas graves que nous traitons, il soit impossible de se rendre compte de la nature bien exacte de l'affection. Cette surcharge se produit sous l'influence de plusieurs causes différentes, mais c'est surtout sous l'influence de l'obésité, de la goutte, de l'alcoolisme et de l'anémie, pour ne citer que les causes les plus importantes à notre point de vue ; elle exerce sur la circulation une influence très-fâcheuse, et peut, si elle n'est combattue, amener les accidents les plus graves. Nos eaux agissent dans ce cas d'une manière très-remarquable, je crois que c'est en grande partie à cause de leur action oxygénante des globules rouges du sang, mais un fait

certain, est qu'elles font éliminer la graisse de l'économie, d'une façon tout-à-fait surprenante, et qu'on sent
alors les battements du cœur se relever très-rapidement.
Je puis même citer à ce propos l'exemple d'un baigneur
goutteux, albuminurique et porteur d'un cœur surchargé
de graisse, qui fréquente nos eaux depuis trois ans. Il
y est arrivé bien malade, et leur doit l'état presque sa-
tisfaisant dont il jouit depuis ; seulement comme chez
lui la perturbation était trop profonde, il est même impossible, je crois, de préciser bien exactement la nature
de son affection graisseuse, il ne peut aller d'une saison
à l'autre sans recourir à notre source bienfaisante, et
pendant l'hiver, quand il s'aperçoit que son oppression
revient, et que son cœur recommence à battre si faiblement qu'il est impossible d'en sentir le choc et difficile d'en percevoir le bruit, il fait à Nice même une
saison avec l'eau transportée, et bientôt, quoique ses
sécrétions ne subissent alors presque pas d'excitation,
son cœur reprend peu à peu sa force et lui-même revient à la vie.

Enfin toutes les fois que dans une affection cardiaque
une spoliation séreuse, faite doucement et sans secousse
peut, en allégeant la circulation, améliorer l'état général, nos eaux sont d'un grand secours. Seulement il
faut bien savoir que dans ce cas le traitement ne doit
pas être fait au hasard, que ce n'est que sous la direction d'un médecin expérimenté et attentif qu'il doit être
entrepris, et que dans ces maladies, plus encore que dans
toutes autres, il faut se rappeler que les eaux minérales
sont des médicaments sérieux, et que si elles peuvent
faire beaucoup de bien, quand elles sont prises dans
de bonnes conditions, elles peuvent aussi être très-nui-
sibles dans le cas contraire.

Je ne puis terminer ce chapitre sans mentionner, à
propos de cette spoliation séreuse, et de cette allégeance

de la circulation, des effets inattendus que j'ai vu se produire dans les cas de dilatations veineuses des membres inférieurs. Sous l'influence du traitement, la tension variqueuse est moins forte, l'inflammation cède, quand il y en a, l'œdème diminue et les membres reprennent peu à peu leur élasticité. Cet effet m'avait été signalé par un confrère étranger qui prenait nos eaux, et qui porteur de varices énormes, avait éprouvé un grand soulagement ; depuis j'ai eu l'occasion d'observer deux cas semblables, dont l'un était très-remarquable : c'était chez une demoiselle de 45 ans environ, qui était très-obèse, et dont les jambes variqueuses et œdématiées ne pouvaient plus se plier ; elle obtint une grande amélioration. J'ai cru devoir signaler, en passant, ces faits qui m'ont paru très-intéressants.

Maladies du Cerveau et de la Moelle.

Névroses. — Migraine.

Dans les affections chroniques du cerveau, que les méninges participent ou non à la congestion, les purgatifs jouent un rôle important et par conséquent nos eaux sont indiquées ; elles produisent, en effet, une décongestion très-remarquable de tous les organes céphaliques, et l'on voit sous leur influence disparaître comme à vue d'œil la rougeur caractéristique de la face et des conjonctives. Aussi les congestions lentes du cerveau, les irritations méningiennes chroniques, les hypéremies encéphaliques dues à des travaux intellectuels trop prolongés, à des agitations morales, ou à l'abus des alcools ou du tabac, les ramollissements cérébraux et les paralysies générales trouvent grande utilité à notre traitement.

Les paralysies consécutives aux hémorrhagies cé-

rébrales, sont aussi traitées à Brides avec le plus
grand succès, et quand il ne reste plus aucune crainte
d'irritation cérébrale, les eaux de Salins viennent,
comme je l'ai déjà dit dans un autre travail, prêter
leur concours précieux à leurs voisines. A ce propos je
ferai remarquer que la douceur des eaux de Brides,
permet dans ces cas de commencer le traitement ther-
mal plus tôt après l'accident initial, et par conséquent
avec beaucoup plus de chances de succès.

Les mêmes bons effets se font sentir aussi dans l'irritation spinale que l'on rencontre si souvent maintenant,
dans les myélites et les paraplégies qui en sont la
conséquence, et dans les parésis; dans ces affections aussi, Salins sera un très-précieux adjuvant.
Mais dans tous ces cas, la fluxion opérée sur le système de la veine porte est en grande partie cause
des bons résultats que nous obtenons : « il est logi-
que d'admettre, dit Fonssagrives, que les purgatifs
peuvent produire au profit de la moelle en état de congestion, une contrefluxion qui dissipe celle-ci..... Les
eaux minérales purgatives, salines ou salées, agissent
en grande partie par ce mécanisme, dans les cas
de congestions chroniques du cerveau ou de la
moelle. » (1)

Certaines névroses trouvent aussi à Brides un grand
soulagement, du reste souvent elles sont liées à des états
pour lesquels nous avons déjà indiqué l'action sérieuse
de nos eaux. Ainsi la migraine est le plus souvent liée
à un état bilieux, ou à des troubles gastriques,
nous n'étonnerons donc pas en disant qu'elle se guérit
admirablement à Brides. L'hypochondrie est en général
sous la dépendance de la pléthore abdominale, il est
naturel aussi qu'elle trouve un soulagement très-grand
dans nos montagnes, enfin dans certaines névropathies

(1) Loc. cit.

4

et certaines affections nerveuses (hystérie, chorée, etc.)
nous pouvons, en fortifiant l'économie, équilibrer le système nerveux et produire un soulagement (1).

Maladies des voies urinaires. — Gravelle.

L'action diurétique que nous avons reconnue dans
nos eaux, les rapproche de celles de Contrexéville, et les
rend naturellement utiles dans le traitement des affections des organes qui font partie de ce système. Sous
leur influence, l'urine altérée change de nature, en devenant plus abondante, elle devient aussi plus claire et
plus limpide, elle cesse peu à peu de contenir les dépôts
de différentes natures qu'on y trouvait auparavant, et la
mixtion se fait plus facilement. Les organes chargés
de la sécréter, de la contenir et de l'éliminer bénéficient
aussi de cette action, que produisent surtout le sulfate
de chaux et le chlorure de sodium.

Les reins se débarrassent des sables et graviers qu'ils
pouvaient contenir, en même temps que l'économie éli-
mine les substances étrangères, qui leur donnaient naissance.

L'inflammation chronique de ces organes subit aussi
une modification importante, et nous avons eu l'occasion de voir des urines purulentes cesser assez rapidement de présenter ce caractère. Je ne parle pas ici du
glycose ni de l'albumine, il en sera question un peu plus
loin. Le catarrhe de la vessie est lui aussi assez rapidement influencé, les symptômes en disparaissent peu à
peu, à mesure que les urines redeviennent normales. Le
traitement de ces affections n'est pour nous qu'accessoire, elles ne font qu'une petite partie de notre clientèle, malgré cela nous croyons bon de signaler cet effet.

(1) Dans l'hystérie, à cette action doit s'ajouter l'effet si remarquable de nos eaux sur les affections utérines, car on connait la
relation presque constante qui existe entre ces maladies.

Affections utérines.

Nous arrivons à un point bien important de notre clinique minérale ; aux affections utérines, contre lesquelles nous avons des ressources tout-à-fait exceptionnelles, et dont le traitement a pris une plus grande extension depuis que nous exerçons à Brides. Nous en avons déjà parlé du reste dans notre travail sur Salins, et nous sommes entrés dans quelques détails sur lesquels nous ne reviendrons pas ici (1).

Au début de la vie utérine, nous ne rencontrons guère que l'aménorrhée, la dysménorrhée et la leucorrhée. Ces affections sont en général liées au lymphatisme, à la scrofule, à l'herpétisme ou à l'anémie. Or, comme nous l'avons déjà dit ailleurs, ces diathèses ou états constitutionnels sont puissamment combattus par nos deux eaux réunies, et cette manifestation particulière est en même temps modifiée d'une façon toute spéciale.

Dans la suite, les affections utérines changent de forme, et peuvent être rassemblées, si on laisse de côté les tumeurs utérines et ovariques, sous la dénomination générale de métrite chronique, comprenant les engorgements et les ulcérations (corps et col), les catarrhes de l'utérus et du vagin. Quand elles sont tenaces, elles sont liées à l'un des états constitutionnels que nous avons mentionnés et entretenues par lui ; et elles produisent elles-mêmes consécutivement de l'anémie, de la chlorose ou de la névropathie.

(1) L'efficacité de nos eaux dans ces affections à du reste été reconnue de tout temps et le Père Bernard lui-même dans la lettre à son évêque, que nous avons citée, écrivait déjà : Les bains de Brides sont fort recommandés pour les maladies de la matrice, ils la fortifient et la disposent à concevoir. »

Laissant de côté l'état général dont j'ai déjà parlé, je dirai que l'affection locale rencontre chez nous des conditions exceptionnelles pour sa guérison ; voici en effet ce qu'en dit Durand-Fardel : « Mais c'est surtout parmi les eaux faiblement minéralisées et les *sulfatées calciques*, que l'on rencontrera des médications appropriées aux conditions si particulières, que présentent les femmes affectées de métrite chronique, et qui ne permettent que rarement d'avoir égard exclusivement à l'action diathésique... Nous devons ajouter que, dans les cas assez rares où les caractères de la constitution, et surtout de l'appareil utérin, réclament une médication énergique et permettent d'y recourir sans danger, les eaux... chlorurées... fortement minéralisées de Bourbonne, Balaruc, Salins... en fournissent les éléments (2).

On voit qu'il y a dans le traitement des ces affections, d'après Durand-Farnel, deux espèces d'eaux différentes, s'adressant à des formes différentes aussi de la maladie, mais contenant en somme entre elles deux tous les éléments de la médication utérine, et que ces deux sortes d'eaux sont justement les eaux sulfatées calciques comme celles de Brides et les chlorurées sodiques fortes comme celles de Salins. Or, où trouvera-t-on ailleurs que chez nous ces éléments réunis, et la possibilité de passer de l'un à l'autre, à mesure que la maladie est en bonne voie, et que toute tendance à l'inflammation ayant disparu, on veut entrer hardiment dans une médication franchement résolutive ? Sans compter tous les cas qui ne sont pas nettement tranchés, où des phénomènes nerveux en simulent d'inflammatoires, et où le praticien peut être très embarrassé sur la direction à donner à sa malade.

(2) Les eaux minérales de la France mises en regard des eaux minérales de l'Allemagne.

Nos deux eaux ont une grande différence d'action. Si en effet elles sont toutes deux, et chacune à sa manière, toniques et résolutives, l'une est en même temps sédative tandis que l'autre est tellement excitante, que plusieurs fois nous avons vu après un bain intempestif et pris sans conseil médical, des métrites passer à l'état subaigu et réclamer le repos au lit et un traitement antiphlogistique. Les malades devront donc se faire diriger sous peine de courir des chances d'accident.

Le traitement varie énormément selon l'état général et l'état local; les deux eaux peuvent être employées en boisson, bains, douches ascendantes de toute espèce...

Je ne reparlerai pas des tumeurs fibreuses de l'utérus, leur traitement regarde surtout les eaux de Salins et il en a été question dans mon travail sur cette station (1). Je dirai seulement que dans la dernière saison j'ai eu l'occasion de soigner un kyste de l'ovaire qui avait été ponctionné peu de temps auparavant. Sous l'influence du traitement, la résolution de ce qu'il restait de la tumeur s'est opérée, l'état général s'est amélioré, et j'espère avoir contribué à éviter la récidive et la nécessité de faire l'ovariotomie.

Obésité.

Nous avons à traiter ici une question qui a une importance capitale au point de vue de notre station, et sur laquelle je dois dire mon opinion. Pendant ces dernières années le traitement de cette affection a pris chez nous une extension très-grande, tellement grande même que pour beaucoup de personnes, il a l'air de résumer à lui seul toute l'action de nos eaux. Or d'après

(1) Pendant la dernière saison la femme d'un de nos confrères atteinte d'une tumeur fibreuse avec accidents graves, a obtenu de nos eaux des effets extrêmement remarquables.

tout ce que nous avons dit, on comprend que ce serait une souveraine injustice. Nos eaux se prêtent certainement bien à ce traitement, elles se rapprochent beaucoup, ainsi que nous l'avons vu, de celles de Marienbad où se fait la cure d'émaciation, et cette cure peut se faire chez nous avec le même succès que dans la station allemande ; dans plusieurs cas même, la nature de nos eaux, qui sont plus reconstituantes, est préférable, et alors le voisinage de Salins est un adjuvant puissant qu'on ne saurait trouver ailleurs. Mais tout cela n'est pas une raison pour en faire la spécialité presqu'unique de notre station ; l'obésité est une des affections traitées avec succès dans notre hydropole, mais pas plus.

L'obésité est constituée, comme on le sait, par l'exagération de l'embonpoint, par l'hypertrophie du tissu cellulo-adipeux. Sans entrer dans la longue énumération des causes qui la produisent, je dirai seulement qu'elle est souvent liée au lymphatisme et à la scrofule, et que le professeur Ch. Bouchard lui a trouvé les rapports les plus étroits avec l'arthritis ; sur 69 cas d'obésité qu'il a observés, il a pu constater ce rapport 46 fois et encore dans les 23 autres, y en avait-il de douteux. Pour lui, dans certaines familles on trouve dans la descendance d'un goutteux ou d'un rhumatisant, un certain nombre d'affections chroniques qui ont entre elles un lien de parenté bien manisfeste : asthme, migraine, névralgie, lombago, gravelle, pierre, colique hépatique, hémorrhoïdes, diabète, obésité, affections qui alternent chez les descendants.

Il y a donc presque toujours une cause antécédente, une prédisposition organique, mais outre cela il y a une cause occasionnelle qui est le plus souvent une nourriture trop substantielle avec absence d'exercice. Aussi Maccary s'écrie-t-il : « riches, gourmands et oisifs, qui vous nourrissez trop bien, et qui abusez des mets les plus

exquis et les plus succulents et des liqueurs les plus spiri-
tueuses et qui dédaignez toute espèce d'exercice, comme
si les jambes vous étaient accordées par la nature comme un frivole ornement, n'oubliez pas que l'obésité est
une suite fréquente de l'oisiveté, de la bonne chère.» (1).

Quant à la nature même de la maladie, Bouchard la
regarde, comme une maladie du globule rouge, comme
le résultat «d'une consommation moindre d'oxygène par
les gens qui accumulent de la graisse.

La graisse se détruit par oxydation et les conditions
qui s'opposent à l'oxydation peuvent être une cause
d'obésité, peut-être celle-là même qui occasionne le diabète. » (2). Cette théorie explique très-bien l'influence
de nos eaux dans l'obésité, elles agissent en effet à la
fois par leur action oxygénante des globules sanguins
et par leur action fortement éliminatrice ; elles provoquent, comme dit Gubler, d'abondantes saignées séreuses, et favorisent le conflit des globules rouges et de
l'oxygène. Elles spolient donc à la fois le serum et les
hématies, ce qui est très-favorable à l'exagération des
actes nutritifs qui ont lieu dans l'intimité des tissus, et à
la résorption de la réserve de la graisse. Leur action
est encore aidée par des pratiques accessoires telles que
bains Turcs, hydrothérapie, exercice au grand air...
et par ces moyens réunis nous obtenons de très-beaux
résultats, surtout quand les malades veulent bien, en
même temps, s'astreindre à un régime qui sans être
aussi sévère, ni aussi absolu que celui qu'on leur impose
dans les stations allemandes, a bien aussi son importance. Mais hélas, comme dit Smith, l'expérience des
médecins montre qu'il est de beaucoup plus aisé de ré-
gler une méthode de traitement propre à combattre

(1) Essai sur la polysarcie.
(2) L'obésité par Sédam Worthington, Paris 78.

l'obésité, que d'obtenir du malade de s'y soumettre.
(the lancet.)

Diabète.

C'est la première fois qu'on attire l'attention sur cette
application des eaux de Brides, et certainement si je
ne faisais un travail complet, dans lequel je dois envi-
sager tout ce qu'on peut obtenir, j'hésiterais à ajouter
ce nom encore à une liste qui est bien longue déjà, et
dans laquelle on dirait que j'ai pris à tâche de faire entrer toute la pathologie. Cependant rien dans ce que
j'ai dit n'est exagéré, c'est la reproduction exacte des
faits que nous voyons se passer sous nos yeux, et mes
observations pourraient en faire foi. Quant au diabète,
j'ai eu l'occasion de voir quelques cas qui, quoique peu
nombreux encore, me semblent très-importants, et le
raisonnement m'amenant à regarder ce traitement
comme très-rationnel, je me crois obligé d'en parler
aujourd'hui pour être complet, quitte à insister plus tard
plus fortement, quand je pourrai étayer mon assertion
sur des observations plus nombreuses et irréfutables.

Le diabète, d'après Bouchard, aurait la plus grande
analogie avec l'obésité et serait lui aussi une maladie
du globule rouge.

« Cliniquement, dit-il, il y a une relation très-évi-
dente entre l'obésité et le diabète, appréciée soit par
l'examen de l'individu (coïncidence et succession morbides), soit dans la famille (transmission de maladie par
voie héréditaire).

On a donné beaucoup de théories pour expliquer le
diabète, mais on peut se convaincre qu'il ne *vient pas*
de ce que l'on absorbe plus de sucre, mais de ce qu'on
détruit moins de sucre. On détruit moins de sucre
parce qu'on en brûle moins, et on en brûle moins parce

que le sang *livre moins d'oxygène*, quoique la respiration chez un diabétique *fasse entrer* autant d'oxygène que chez tout autre individu (Pettenkoker et Voït). Le diabète est une maladie du globule rouge. » (1)

Etant donné l'identité de nature entre l'obésité et le diabète, est-il donc bien difficile d'admettre que le remède qui réussit si bien sur l'un doit être efficace pour l'autre? et qu'on peut guérir le diabète en oxygénant fortement les globules rouges, en fournissant à l'économie les moyens de brûler du sucre, en même temps qu'on reconstitue les forces et qu'on régularise les fonctions rénales, intestinales et cutanées ?

Quelles sont, d'un autre côté, les eaux dont l'efficacité est reconnue dans cette maladie ? Vichy et Carlsbad ; n'avons-nous pas vu que les autres clients de ces hydropoles se trouvaient très-bien de Brides, pourquoi les diabétiques qui deviennent si facilement anémiques, affaiblis, cachectiques, feraient-ils seuls exception ? Du reste, Gubler dit bien que dans beaucoup de cas, des eaux reconstituantes, dans le genre des nôtres, ont dans ce traitement les meilleurs effets ; ainsi, du reste, que dans celui de l'albuminurie.

Outre cela, enfin, je répéterai que j'ai eu l'occasion de soigner quelques diabétiques qui se sont on ne peut mieux trouvés de leur traitement. Dans la dernière saison j'en ai vu trois ; l'un est arrivé après avoir fait d'abord une demi-saison à Vichy, et a achevé sa cure à Brides, ce qui au début d'un diabète peut être un bon exemple à suivre ; un second avait fait plusieurs cures déjà à Vichy, qui avaient d'abord très-bien réussi, mais dont l'action avait été toujours en s'affaiblissant, son séjour à Brides a produit un résultat excellent ; très-faible à son arrivée, il faisait à la fin de son séjour des courses alpestres d'une journée entière ; le troisième,

(1) Sedam Worthington, loc. cit.

qui faisait chez nons sa première cure minérale, s'en est trouvé trés-bien aussi.

Goutte. — Rhumatisme.

Nous sommes encore ici en présence d'une maladie qui provient, comme les deux précédentes, d'un défaut d'oxygénation et qui a même avec le diabète des liens de parenté tellement grands, qu'on voit parfois ces deux affections alterner chez le même individu.

Dans ces trois affections, en effet, c'est le manque d'oxygène qui produit toute la maladie ; d'un côté, ce sont les matières hydro-carbonées qui ne sont pas comburées et qui produisent la graisse, qui, d'après Beddoès, ne se distinguerait du muscle que par une quantité moindre d'oxygène (1); d'un autre, c'est le sucre qui n'est pas assez brûlé et dont une partie restant dans l'économie produit le diabète ; enfin dans le cas présent, ce sont les matières azotées, qui n'étant pas assez oxygénées, ne peuvent se transformer en urée et ne peuvent former qu'un produit d'oxydation moins avancé, l'acide urique, dont l'économie se débarrasse difficilement et qui produit la goutte.

Les indications du traitement doivent être : 1° de fournir à l'économie le plus d'oxygène possible; 2° d'agir sur les voies digestives, car souvent les matières azotées sont mal élaborées, et se prêtent moins bien à l'oxygénation ; 3° d'éliminer l'acide urique par toutes les voies possibles, en agissant par conséquent sur toutes les sécrétions. Or ces trois indications sont admirablement remplies par nos eaux, qui deviendront sans aucun doute le rendez-vous des goutteux, quand elles seront mieux connues ; les résultats que nous obtenons chaque année nous en donnent la certitude.

(1) *Medizinische Schriften,* Leipsig 1879.

Autrefois, partant probablement de ce principe que pour éliminer l'acide urique, il fallait augmenter sa solubilité en le transformant en urate au moyen de sels alcalins, c'était à Vichy et à Carlsbad qu'on envoyait tous les podagres. Mais une réaction s'est faite, et Trousseau disait dans ses leçons cliniques sur la goutte : « Vous savez jusqu'à quelle frénésie on a poussé dans ces derniers temps l'emploi des eaux minérales de Vals, de Vichy et de Carlsbad. Mon opinion est qu'il n'existe pas dans le monde une médication plus dangereuse que celle-là. J'ai certainement vu, pour ma part, plus de cinq cents goutteux ayant été à Vichy, et s'en étant horriblement mal trouvés, et je ne sais pas en revanche si mes souvenirs me retraceraient quelques cas isolés d'amélioration réelle. M. Prunelle, qui a longtemps exercé la médecine à Vichy et avec un grand succès, a été le premier à signaler les déplorables conséquences du traitement de la goutte par les alcalins *intus* et *extra*. » Et parmi les stations que le grand clinicien adopte alors pour les remplacer, il s'en trouve au premier rang une qui, connue depuis beaucoup plus longtemps que la nôtre, a avec elle, ainsi que je l'ai déjà fait remarquer, de très-grands rapports, c'est Contrexéville. Il fut suivi dans ce choix par beaucoup d'auteurs, de nos jours, le professeur Charcot partage cette opinion. Tous ont pour but de rechercher dans cette station les effets que nous savons être produits d'une manière si efficace par nos eaux. Voici en effet comment s'exprimait un de nos anciens maîtres, le Dr Potton, grand goutteux lui-même, excellent observateur et qui avait fait sur la goutte une étude approfondie et intéressée.

Après avoir décrit certaines manifestations viscérales de la maladie, il dit : « les réformes dans le régime les mieux entendues, les précautions les plus sages, les moyens médicaux les plus rationnels, cessent de répondre à l'attente du médecin, le principe de la maladie s'oppose à la résolution des symptômes viscéraux. Lorsque les crises aiguës sont passées, c'est encore par les eaux minérales que je cherche à triompher de cet état morbide spécial; des observations suivies comparatives me conduisent, dans ces désordres organiques et fonctionnels, à conseiller de préférence les eaux calciques magnésiennes de Contrexéville, *diurétiques* et *laxatives, digestives* sans fatiguer, elles *activent les sécrétions*, augmentent la faculté contractile des organes du ventre. A doses élevées elles deviennent purgatives. Les bases essentielles de leur composition sont la chaux et la magnésie, qui, de tout temps, ont été réputées comme fondantes, agissant avec énergie dans ce que les anciens appelaient les *obstructions viscérales*. Elles aident directement à la déplétion du système abdominal. » (1)

D'après cette citation on voit parfaitement que les effets désirés sont ceux justement que produisent nos eaux, et je puis dire avec certitude que si Potton les avait connues, il ne serait pas allé si loin pour n'avoir en définitive qu'une diminution de l'action qu'il eut trouvée chez nous.

Le rhumatisme chronique est aussi influencé par notre traitement, et cette action a été remarquée par les premiers observateurs. Savoyen écrivait même : « On a prétendu que les eaux de La Perrière n'étaient bonnes que dans les maladies graveleuses, arthritiques... » Nos prétentions sont plus modestes, nous agissons certainement, mais c'est surtout sur le rhumatisme généralisé, sur la diathèse rhumatismale, et nos eaux agissent alors comme dépuratives, par cette espèce d'affouillement dont nous avons parlé, qui provoquant dans toute l'é-

(1) *Lyon-Médical*, août 1869.

conomie un énergique travail de rénovation organique, peut faire disparaître les dyscrasies anciennes.

Maladies de la Peau.

L'herpétisme est combattu aussi très-sérieusement à Brides. Pétrequin et Socquet nous accordent même, à ce point de vue, une action spécifique remarquable : « Les maladies cutanées, disent-ils, sont en général celles qui cèdent le mieux à l'administration de ces eaux. On dirait même que cette source minérale est un spécifique prodigieux contre ce genre d'affections. L'efficacité de ces eaux n'est pas moins remarquable dans les maladies internes compliquées de répercussion exanthématique ou dartreuse. » (1)

Sans regarder cette action comme étant la principale et la plus importante de nos eaux, nous la signalons car elle est vraiment remarquable, et nous croyons que dans ces cas l'eau minérale agit soit comme dépurative, par le mécanisme dont nous parlions précédemment à propos du rhumatisme, soit comme purgative en produisant une contre-fluxion sanguine qui pour Fonssagrives a une très-grande importance dans les dermatoses.

Les bains ont aussi une action locale importante, et selon les cas, nous employons ceux de Brides ou ceux de Salins.

Fièvres intermittentes.

Nos eaux ont aussi une influence très-importante sur les fièvres intermittentes qui, rebelles aux anti périodiques ordinaires, ont besoin d'une action plus profonde

(1) Loc. cit.

sur l'économie. Nous avons déjà dit que dans les cas complexes de cachexie miasmatique des pays chauds, contenant la triple manifestation : fièvre, hépatite et dyssenterie, nos eaux étaient parfaitement indiquées et amenaient une reconstitution rapide, à plus forte raison elles conviennent parfaitement dans les cas moins graves. Comment agissent-elles alors ? Est-ce aussi en excitant les sécrétions, et favorisant ainsi l'élimination du ferment miasmatique, en même temps que l'organisme retrouve des forces pour lutter contre lui ? Est-ce le sulfate de chaux qui joue le rôle d'antifermentiscible, comme les expériences de Clarck tendraient à le faire supposer ? Sont-ce les autres substances comme l'arsenic, le fer... ou n'est-ce pas plutôt la réunion de toutes ces actions qui agit ? C'est ce que nous ne saurions préciser, seulement nous sommes en présence d'un fait de la plus haute importance, nous devons le signaler et en profiter, l'explication viendra peut-être plus tard.

Après tout ce que nous avons dit, il est inutile d'ajouter que les engorgements du foie et de la rate disparaissent facilement, ainsi que j'ai pu le constater encore la saison dernière, et l'économie se restaure complètement.

Voilà les principales maladies que nous combattons chaque année à Brides, on voit combien le nombre en est considérable, et quelle est par conséquent l'importance de nos eaux ; on comprendra donc facilement l'avenir brillant qu'elles ne peuvent manquer d'avoir quand les établissements seront reconstruits et dignes des baigneurs qu'ils doivent recevoir.

Nous n'avons rien dit de l'anémie, de la chlorose, du lymphatisme, ni de la scrofule, dans le traitement desquels Brides ne joue qu'un rôle accessoire, ces maladies relèvent surtout de Salins et nous en avons parlé longuement dans notre étude sur ces eaux.

Un mot seulement sur les contre-indications à l'usage de nos eaux.

On a vu que leurs effets étaient extrêmement doux, tellement doux même que nous les employons dans plusieurs affections délicates, dans lesquelles la moindre excitation et la moindre secousse sont à redouter. Les seules contre-indications à leur usage sont donc : tous les états aigus ou qui ont une tendance fébrile, la tuberculose, l'épilepsie, les dégénérescences et toutes les cachexies trop avancées.

IX.

La composition chimique de nos eaux est fixe et invariable. Cependant leur mode d'action n'est pas toujours identique, et plusieurs fois nous avons vu des baigneurs s'étonner de ne pas être impressionnés de la même façon, deux années de suite et immédiatement en chercher la cause, dans un changement qui se serait produit dans l'eau minérale, ou dans l'idée que leur économie, ayant déjà été modifiée par leur usage, n'en a plus besoin, ou ne peut plus la supporter. Ces explications sont tout-à-fait erronées, et mes observations propres me font rattacher complètement à l'idée de Kuhn (1) qui pense que cette différence peut provenir de deux causes : 1° du génie épidémique et de la constitution régnante du moment, 2° de la température et des variations atmosphériques.

Je ne m'étendrai pas sur la première de ces causes qui joue un rôle si connu en médecine, et dont nous observons parfois des exemples frappants, nous dirons seulement quelques mots de la seconde.

Nous observons à Brides une grande différence dans la façon dont l'eau *passe*, selon la température. S'il fait

(1) Les eaux de Niederbronn.

froid elle, est moins bien supportée, la digestion en est un peu difficile, et les résultats moindres; si le temps est pluvieux ou même très-couvert, mêmes phénomènes, mais à des degrés moindres ; la chaleur trop forte n'est pas non plus très-favorable, et prédispose à des fatigues intestinales, qu'on a la plus grande propension à mettre sur le compte des eaux.

Ceci m'amène naturellement à parler du moment le plus favorable à la cure, et à répéter que ce n'est pas du 15 juillet au 20 août comme on le fait généralement qu'il faudrait venir, mais que les mois de juin et de septembre sont bien meilleurs. Ils sont en général trés-beaux dans nos montagnes, et la chaleur y étant moins forte, les promenades, les excursions et l'exercice en plein air sont plus faciles, ce qui ajoute beaucoup au bénéfice de la cure, sans compter que, comme je le disais tout-à-l'heure, par une chaleur moyenne l'eau minérale se digère mieux et qu'elle donne alors tout ce qu'elle est susceptible de donner.

La durée de la cure varie naturellement avec chaque cas particulier, et selon l'action plus ou moins profonde que l'on veut produire sur l'économie. Aux maladies chroniques il faut des traitements chroniques, a dit Bordeu, et la vérité de cet aphorisme s'affirme tous les jours, chaque année nous voyons des baigneurs perdre par leur faute une partie plus ou moins grande du bénéfice de leur cure. La plupart arrivent ayant fixé exactement à l'avance le temps de leur séjour, et tous ne vont pas même jusqu'au bout. Les uns, heureux d'une amélioration rapide, partent avant de l'avoir consolidée assez pour lui assurer une durée sérieuse; les autres, trop impatients, se découragent s'ils ne voient pas survenir presque immédiatement des changements importants dans leur état, et s'en vont sans donner aux eaux le temps d'agir.

On peut dire cependant que la durée moyenne de la cure varie entre vingt et trente jours. Mais, je ne saurais trop le répéter, il faut aux baigneurs de la patience, rien n'est variable comme la façon dont agissent les eaux sur les différents malades, et leur action ne se produit pas de suite tout entière, pas même chez ceux qui paraissent en retirer les meilleurs effets dès les premiers jours. Pidoux l'a dit, l'eau minérale est un médicament à longue portée; et ce n'est souvent que bien longtemps après que les résultats se produisent entièrement. Cela est tellement vrai, que plusieurs fois il nous est arrivé de voir des baigneurs partir découragés, persuadés que leur saison avait été inutile, et n'en ressentir les effets bienfaisants que trois, quatre et même cinq mois après, et alors, en général, ces résultats étaient très-importants.

X.

Il nous reste à indiquer quelques préceptes hygiéniques, qui ont une très-grande importance relativement à la cure, mais comme ce sont absolument ceux que nous avons déjà donnés dans notre brochure précédente, nous allons reproduire le chapitre qui les traite, presque sans modifications.

Il existe des accessoires qui ont sur le résultat de la cure plus d'effets qu'on ne le croit généralement, et dont nous ne pouvons nous dispenser de dire quelques mots, ces accessoires sont: les vêtements, la nourriture, l'exercice et les distractions.

Les baigneurs devront se munir de vêtements légers pour la journée, mais en avoir aussi de chauds, en cas de besoin ; les soirées sont parfois un peu fraîches, le traitement balnéaire augmente l'impressionnabilité au froid, et un mauvais temps peut produire un abaissement notable dans la température. A ce propos, je recom-

mande instamment aux parents, de proscrire pendant la
cure, les jambes et les bras nus chez leurs enfants, quelque habitude que ceux-ci puissent en avoir ; le climat des
montagnes se prête peu à ce système, surtout étant donné
l'état général des enfants qu'on nous amène, et la
susceptibilité due à la cure. Nous en avons vu du reste
plusieurs fois les inconvénients.

Un régime sévèrement approprié est un grand élé-
ment de succès dans une cure thermale, et surtout avec
le genre de maladies que nous soignons. Dans plusieurs
stations étrangères on a compris la chose, et c'est là
une des grandes causes de leur vogue. (1) Chez nous il
n'en est malheureusement pas ainsi, malgré nos efforts,
l'influence médicale n'a pas pu pénétrer encore jusqu'à
la salle à manger ; nous en sommes donc réduits à la
table d'hôte banale, dont le menu est trop souvent en
contradiction formelle avec le traitement. Malgré cela,
disons que le malade qui désire sérieusement se guérir,
devra résister aux séductions, et suivre autant que possible un régime convenable. Sa nourriture devra être
de digestion facile et en quantité suffisante, mais non
exagérée, elle devra consister en viandes rôties, volail-
les, poissons légers, et quelques bons légumes cuits,
avec dessert composé surtout de fruits cuits ; on devra
éviter les aliments gras et acides, les farineux, la salade
et les fruits crûs. Le principal repas sera fait au milieu
du jour, celui du soir devra être peu copieux et léger ;
on évitera avec le plus grand soin les écarts de régime
qui ont pendant la cure une fàcheuse influence.

L'exercice au grand air est une chose excellente, et

(1) On trouve cependant parfois dans ces régimes des exagéra-
tions que nous n'aimerions pas à voir pénétrer chez nous ; ainsi
à Carlsbad la nourriture est tellement réduite à sa plus simple
expression, que c'est à peine si elle suffirait à nos baigneurs pour
les empêcher de mourir de faim.

fait pour beaucoup de nos malades partie intégrante du traitement ; il devra cependant être approprié comme limite et comme forme à chaque cas particulier, les écarts pouvant là aussi avoir des inconvénients sérieux: nous avons eu plusieurs fois l'occasion de l'observer.

L'esprit doit être libre pendant la cure, et exempt de toute préoccupation ; mais cela ne suffit pas, il faut des distractions et notamment, pour beaucoup des malades qui fréquentent Brides, elles sont très-utiles. Plusieurs stations en France et à l'étranger, plus importantes que les nôtres, offrent sous ce rapport des ressources que nous ne possédons pas encore, mais qui, si elles ont quelques avantages, offrent aussi pas mal d'inconvénients, et nuisent souvent plus à la cure qu'elles ne lui aident. Chez nous tout se fait plus simplement : les baigneurs doivent s'abandonner sans arrière-pensée à ces relations faciles et exemptes d'étiquette, qui sont proverbiales aux eaux, et que favorisent encore l'aspect si complètement champêtre et montagnard de notre pays. On se réunit soit pour parcourir les sites magnifiques qui nous entourent, soit pour se livrer ensemble à mille jeux et divertissements qui reposent et charment l'esprit, aident à la cure et laissent plus tard un délicieux souvenir ; tel est le spectacle dont nous jouissons toutes les années et dont nos baigneurs se souviennent toujours avec plaisir.

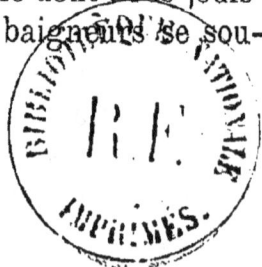

179